Cáncer vesical que no infiltra músculo

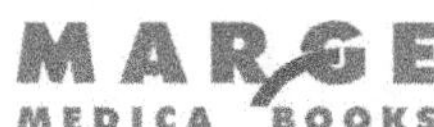

Cáncer vesical que no infiltra músculo

Recomendaciones diagnósticas, terapéuticas y de seguimiento

Editor:

Dr. Antoni Gelabert Mas

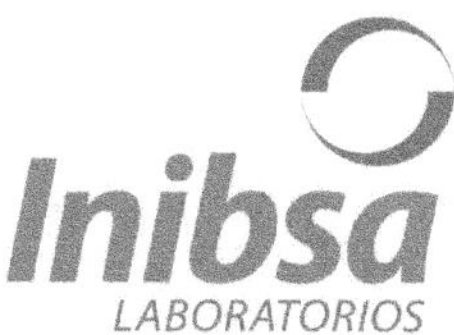

Auspiciado por:

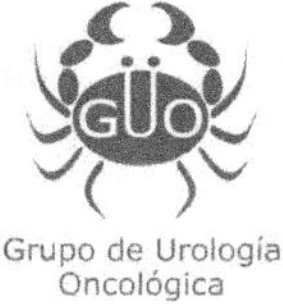

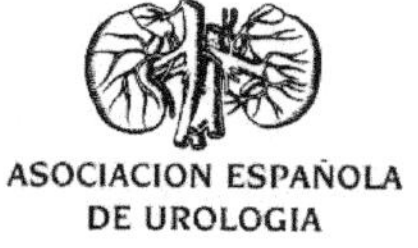

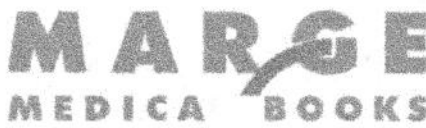

Colección: MONOGRAFÍAS DE UROLOGÍA ONCOLÓGICA

CÁNCER VESICAL QUE NO INFILTRA MÚSCULO
Recomendaciones diagnósticas, terapéuticas y de seguimiento
Editor: Dr. Antoni Gelabert Mas

1.ª edición 2007

© *Copyright* de esta edición: ICG Marge, SL

Edita
ICG Marge, SL
Valencia, 558, ático 2.ª
08026 Barcelona (España)
Tel. +34-932 449 130
Fax +34-932 310 865
www.marge.es

Director editorial
Héctor Soler

Coordinación editorial
Laura Matos

Realización editorial
Estela Serrano

Producción
Miquel Àngel Roig

Compaginación
Rosa Grafisme

Impresión
Novoprint (Sant Andreu de la Barca)

ISBN: 978-84-86684-79-2
Depósito Legal: B-

Índice

Capítulo 4
Cáncer de vejiga que no infiltra músculo. Definición de grupos de riesgo

Capítulo 5
Cáncer de vejiga que no infiltra músculo. Diagnóstico clínico

Capítulo 6
Marcadores tumorales de uso asistencial. Fiabilidad clínica

Capítulo 7
Cáncer de vejiga que no infiltra músculo. Primeras maniobras terapéuticas

Capítulo 8
Cáncer de vejiga que no infiltra músculo. Tratamiento de los tumores de bajo riesgo

Autores

Javier Angulo
Servicio de Urología, Hospital de Getafe, Madrid.

Joaquín A. Carballido
Servicio de Urología, Hospital Puerta de Hierro, Madrid.

Jesús M. Fernández
Servicio de Urología, Hospital Central de Asturias, Oviedo.

Antoni Gelabert
Servicio de Urología, Hospital del Mar. UAB. Barcelona.

Carlos Llorente
Servicio de Urología, Fundación Hospital Alcorcón, Madrid.

Josep Lloreta
Servicio de Anatomía Patológica, Hospital del Mar. UPF. Barcelona.

Bernardino Miñana
Servicio de Urología, Hospital Morales Meseguer, Murcia.

José L. Moyano
Servicio de Urología, Hospital Virgen de la Macarena, Sevilla.

Antonio Ojea
Servicio de Urología, Hospital Xeneral de Vigo, Vigo.

Joan Palou
Sección de Urología Oncológica, Fundació Puigvert, Barcelona.

Eduardo Solsona
Servicio de Urología, Instituto Valenciano de Oncología, Valencia.

Dirección para correspondencia:
Antoni Gelabert Mas
Servicio y Cátedra de Urología. Hospital del Mar. UAB.
Passeig Marítim, 25-29. 08003 – Barcelona. Tel.: 932 483 231. Fax: 932 483 433
e-mail: Agelabert@imas.imim.es

Introducción

Este panel de consenso acerca del cáncer vesical que no infiltra el músculo (también denominado cáncer vesical superficial o carcinoma urotelial Tis/TaT1) se ha llevado a cabo mediante una metodología de trabajo de grupo, revisando los aspectos fundamentales del tema, con la intención de establecer conclusiones que permitan proponer recomendaciones acerca del diagnóstico, tratamiento y seguimiento de esta entidad. Los miembros que forman este panel de expertos

Niveles de evidencia	
• Nivel 1:	Metaanálisis de ensayos clínicos randomizados. Ensayo clínico randomizado de calidad.
• Nivel 2:	Ensayo clínico randomizado de baja calidad. Metaanálisis de estudios de cohortes prospectivos de calidad.
• Nivel 3:	Estudios caso-control retrospectivos de buena calidad. Series de casos.
• Nivel 4:	Opinión de experto no basada en evidencia.
Grados de recomendación	
• Grado A:	Generalmente, basándose en estudios con nivel 1 de evidencia.
• Grado B:	Basándose en estudios con nivel 2 o 3 de evidencia mayoritaria.
• Grado C:	Basándose en opinión de experto o evidencia mayoritaria (nivel 4 de evidencia).
• Grado D:	No es posible recomendación alguna por falta de evidencia.

Tabla I.
Niveles de evidencia y grados de recomendación empleados en este panel de consenso.

han sido elegidos teniendo en cuenta su afinidad y experiencia en el tema y, de manera particular, sus aportaciones en la literatura a este respecto. El escrito generado tiene como interés:

1. mejorar las bases de la práctica clínica en esta entidad;
2. servir como guía de conocimiento ordenado;
3. homogeneizar comportamientos de práctica clínica en nuestro entorno.

Los niveles de evidencia y grados de recomendación empleados en este panel de consenso se recogen en la tabla I.

Capítulo 1

Epidemiología del cáncer de vejiga en España

Aspectos etiológicos

Desde el punto de vista etiológico, el cáncer de vejiga se ha asociado a la exposición a diferentes productos químicos, entre los que destacan las anilinas utilizadas en la industria del tinte. También se han identificado diversas aminas aromáticas como son la naftilamina, la bencidina y la 4-aminobifenil; esta última también se encuentra en el tabaco.[1] De hecho, sin duda alguna, el consumo de tabaco es una causa bien identificada de cáncer de vejiga, pues existe una clara relación cantidad consumida-riesgo. El efecto cancerígeno del tabaco parece estar relacionado con la presencia de hidrocarbonos aromáticos, aminas aromáticas y aldehídos insaturados.[2]

La cafeína se ha asociado también al cáncer de vejiga, aunque su efecto cancerígeno no está bien establecido. En cambio, sí hay pruebas convincentes desde comienzos del siglo pasado del papel que desempeña la esquistosomiasis en el desarrollo del carcinoma epidermoide de vejiga. Esta asociación es frecuente en países del mediterráneo oriental, donde la presencia de este parásito *(esquistosoma hematobium)* es endémica.

Aspectos epidemiológicos

En España, el cáncer es la primera causa de muerte con 91.623 fallecimientos en el año 2000, cifra que supone el 25,6 % de todas las defunciones.[3] Las muertes por cáncer de vejiga suponen la sexta causa en varones (por detrás de las neoplasias de pulmón, colorrectal, próstata y estómago) y la decimocuarta causa en mujeres entre todas las defunciones debidas a neoplasias, con una cifra de 3.189 en varones y 720 en mujeres en el año 2000.

La importancia del cáncer de vejiga se manifiesta fundamentalmente en el varón y se hace aún más patente si consideramos grupos de edad avanzada, como sería el caso de varones entre 60 y 79 años, en los que en el año 2000 ocupa la quinta posición como causa de muerte más frecuente (con 1.908 fallecimientos), y entre los de más de 80 años, en los que se sitúa en cuarto lugar (con 1.000 fallecimientos), por detrás del cáncer de próstata, pulmón y colorrectal. En resumen, el cáncer de vejiga es una de las enfermedades de mayor prevalencia entre los diferentes tipos de neoplasia, debido a que, aunque conlleva una mortalidad considerable, su incidencia es netamente superior. Este hecho se debe sobre todo al carácter recidivante de la misma.

La mortalidad por cáncer de vejiga en el varón en España también es elevada e incluso comparativamente mayor que la del conjunto de los países europeos. En España, la mortalidad por cáncer vesical alcanza una tasa de 13,24/100.000 varones, mientras que en Europa esta cifra es de 10,10/100.000 varones. En la mujer, por el contrario, no existe esta diferencia. La tasa de mortalidad por cáncer vesical en mujeres es de 1,71 y 2,32, en España y en Europa, respectivamente.[3] En la tabla II se expresa la mortalidad por cáncer en España y en Europa para todas las neoplasias y para los principales cánceres urológicos.

En la figura 1 se expone gráficamente la mortalidad global por cáncer de vejiga en algunos países europeos, tanto para varones como para mujeres, según la

	España	Europa
Cualquier neoplasia	253,18	250,10
Próstata	23,76	25,55
Vejiga	13,24	10,10
Riñón	5,08	6,69
Testículo	0,15	0,32

Tabla II.
Mortalidad por cáncer en España y Europa, para todos los cánceres y para las principales neoplasias urológicas, según datos procedentes del Ministerio de Sanidad y Consumo, 1999.

base de datos EUCAN de 1999. Llama la atención la elevada mortalidad relativa por cáncer de vejiga en los varones españoles. Esta mortalidad ha experimentado una tendencia al alza durante los últimos cuarenta años (figura 2), aunque desde hace algún tiempo se aprecia una tendencia a la estabilización.[3] En resumen, el cáncer de vejiga no sólo es una de las neoplasias más frecuentes en España, sino que además su mortalidad en el varón es una de las más altas de Europa.

En España, se aprecian notables diferencias en la distribución geográfica de la mortalidad en el varón, con valores extremos en Murcia y Andalucía, que son las comunidades autónomas con valores más altos (cerca de 16/100.000), y, en sentido contrario, las cifras más bajas se dan en las comunidades de Castilla-La Mancha y Extremadura (cerca de 12/100.000).[3]

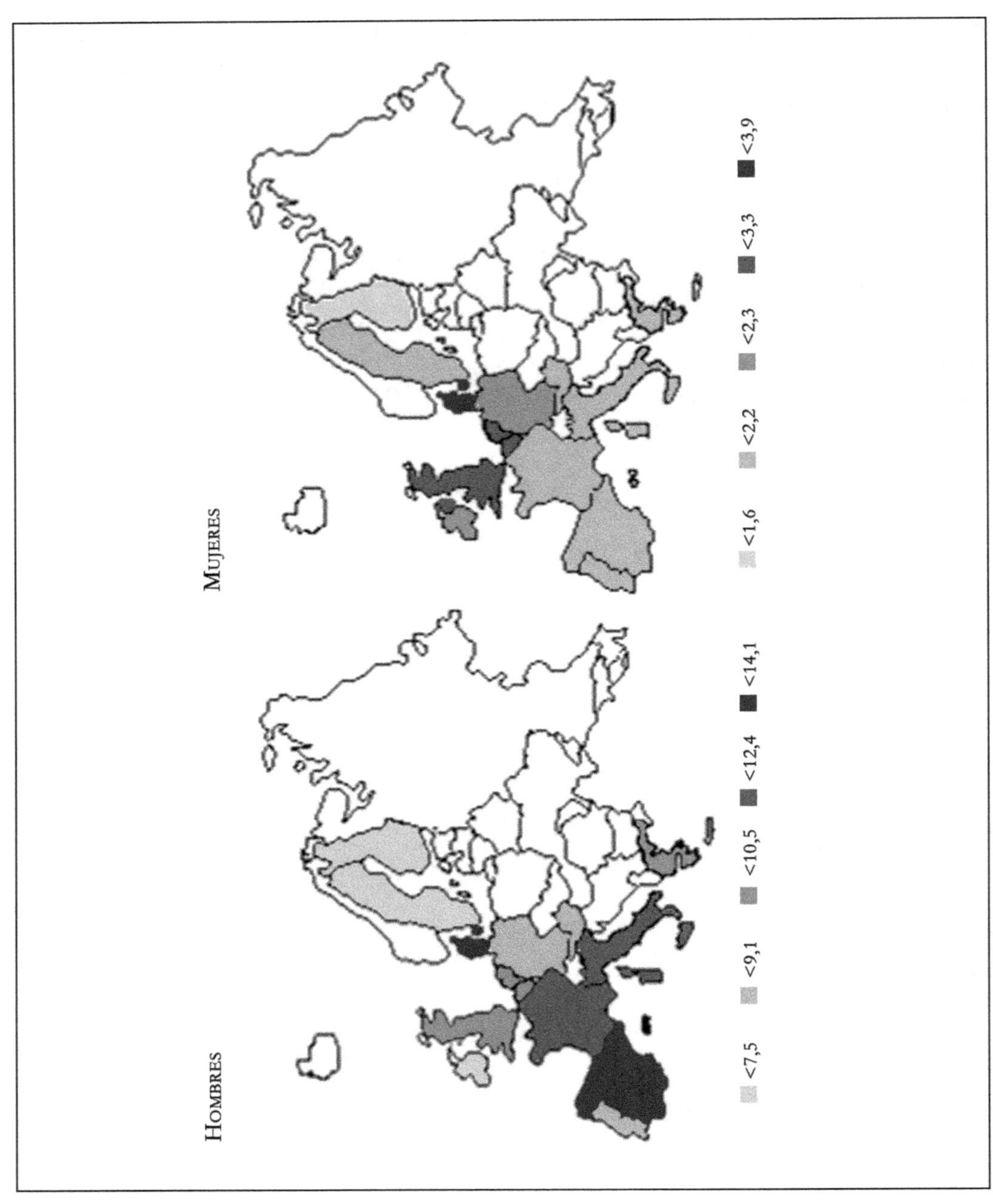

Figura 1.
Mortalidad por cáncer de vejiga en diversos países europeos, según datos procedentes del Ministerio de Sanidad y Consumo, 1999.

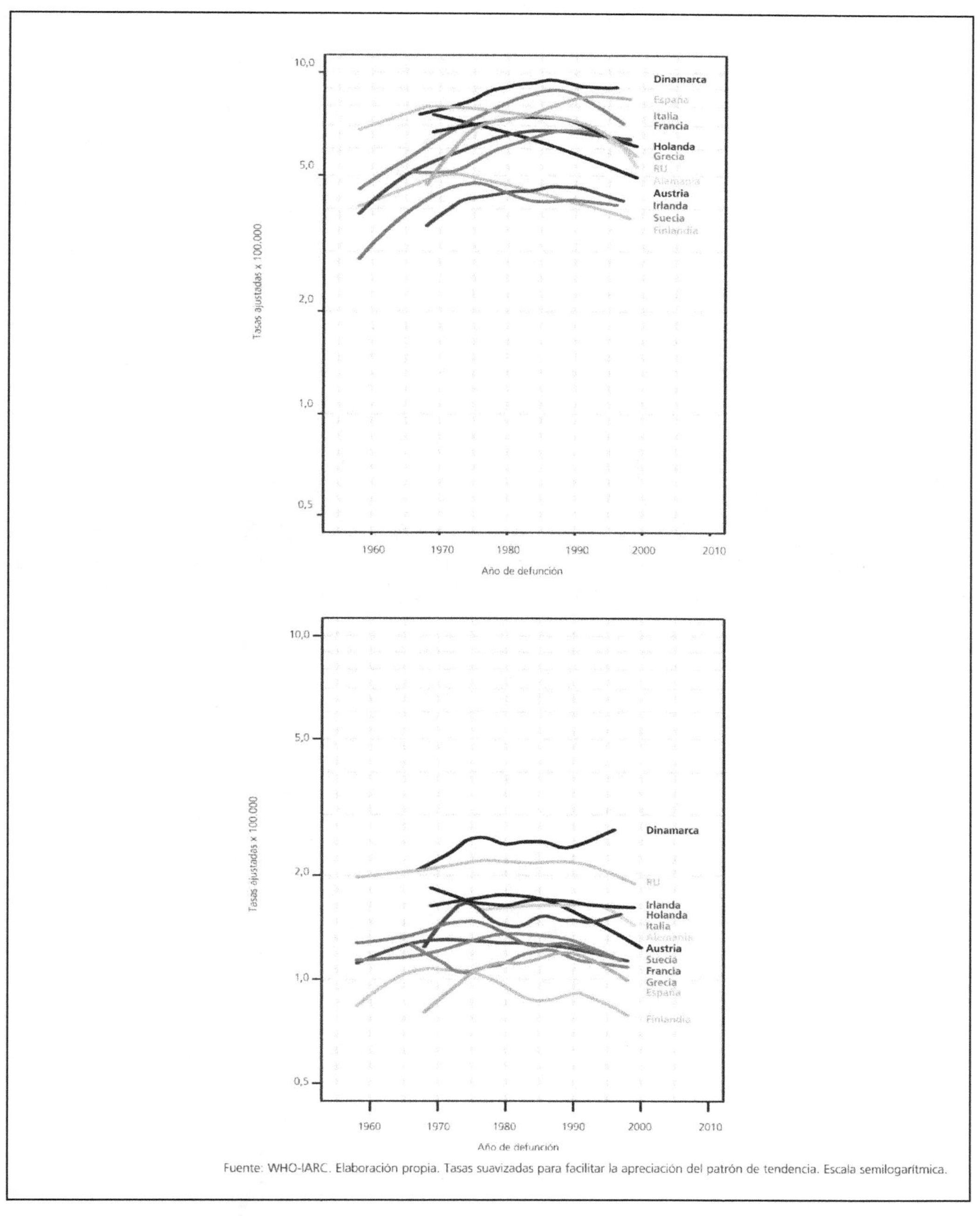

Figura 2.
Evolución de la mortalidad en Europa en hombres (arriba) y mujeres (abajo).[3]

BIBLIOGRAFÍA

1. Cohen SM, Johansson SL. Epidemiology and etiology of bladder cancer. Urol Clin N Am 19;421, 1993. (Nivel 2.)

2. Morrison AS, Buring JE, Verhoek WG, *et al.* An international study of smoking and bladder cancer. J Urol 131:650, 1984. (Nivel 2.)

3. La situación del cáncer en España. Ministerio de Sanidad y Consumo. www.msc.es. (Nivel 3.)

Capítulo 2

Anatomía patológica del cáncer de vejiga

Clasificación histológica

En su gran mayoría, los tumores vesicales presentan diferenciación urotelial; es decir, en forma de epitelio poliestratificado o pseudoestratificado cuya capa superficial posee abundantes placas y plegamientos de membrana visibles mediante microscopía electrónica. La capa superficial, de células en sombrilla *(umbrella cells)*, puede ser más o menos evidente. Existen dos grandes subgrupos clinicopatológicos y moleculares de carcinoma urotelial, el de crecimiento plano (carcinoma *in situ)* y el de crecimiento papilar, que probablemente se encuentran solapados o interrelacionados.[1-5]

Una característica morfológica del urotelio normal es su capacidad para combinar rasgos de diferenciación glandular (luces intracitoplasmáticas) y escamosa (mayor abundancia de tonofilamentos). Estos rasgos pueden encontrarse, por tanto, en tumores uroteliales y no implican su clasificación como adenocarcinoma o carcinoma escamoso. No obstante, una pequeña proporción de tumores vesicales superficiales puede presentar una clara y predominante diferenciación glandular (adenocarcinoma) o un aspecto marcadamente escamoso (carcinoma escamoso). Otras variedades histológicas importantes son el carcinoma de células pequeñas, el carcinoma uracal y el carcinoma de células claras.[3, 4]

Existen tumores vesicales superficiales papilares para los que no se emplea el término carcinoma. Los más frecuentes son el papiloma (figura 3), el papiloma invertido y la neoplasia papilar urotelial de bajo potencial de malignidad.[6, 7] El papiloma se define como una formación papilar (es decir, con un eje conectivo

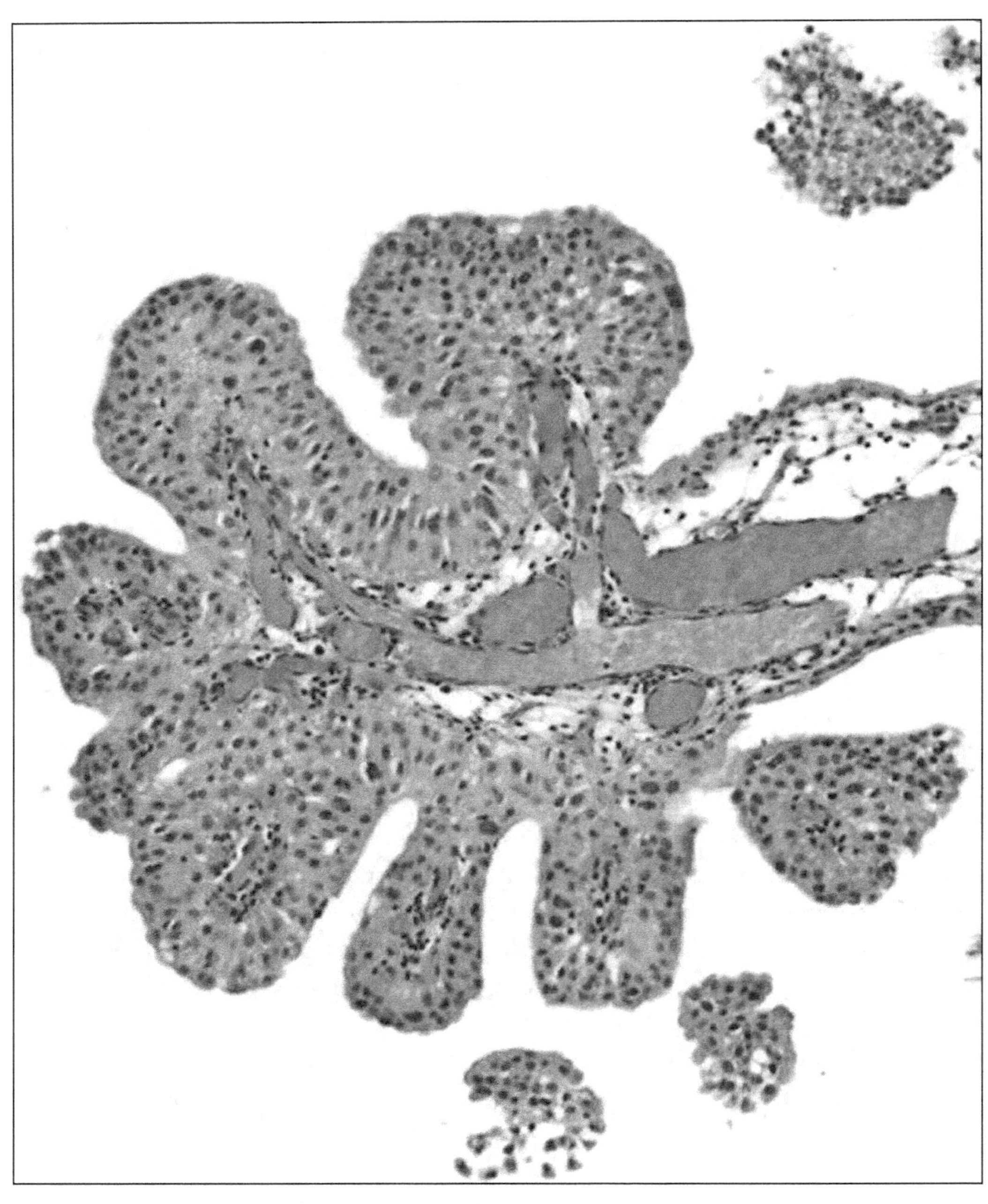

Figura 3.

Imagen clásica de un papiloma: la estructura papilar arborescente está recubierta por un urotelio que presenta un número de capas normal.

arborescente) revestida por urotelio de características normales. El papiloma invertido se caracteriza por la proliferación de yemas epiteliales análogas al revestimiento normal de la vejiga pero con un crecimiento endofítico, es decir, en forma de invaginaciones hacia el interior de la lámina propia. Estas invaginaciones son distintas de las yemas infiltrantes del carcinoma. Por último, con el término de neoplasia urotelial papilar de bajo potencial de malignidad (NUPBPM), se clasifican aquellos tumores papilares con un mayor número de capas que el epitelio vesical normal, sin apenas atipia celular, desorden de la arquitectura ni actividad mitótica (figura 4). Esta entidad ha sido propuesta por la OMS para evitar la connotación de un diagnóstico de malignidad en las lesiones más indolentes de este espectro de tumores, pero no existe acuerdo unánime sobre su existencia real ni consenso en su aplicación (figura 9).

En cuanto a las lesiones planas, las que presentan un grado de atipia insuficiente para un carcinoma *in situ* se clasifican como hiperplasia epitelial (aumento del número de células sin atipia celular) o displasia epitelial (aumento del número de células con atipia celular inferior a la de un carcinoma *in situ*). Por último, el carcinoma *in situ* se define como una lesión plana en la que el epitelio de superficie contiene células con rasgos histológicos evidentes de malignidad.[8-11]

Graduación histológica

En los tumores uroteliales se aplican criterios de graduación histológica que definimos a continuación. El carcinoma escamoso se gradúa como sus equivalentes en otras localizaciones. El resto de variedades histológicas se consideran de alto grado. En los carcinomas uroteliales la última clasificación de la OMS acepta dos categorías: bajo y alto grado (figura 5). La estimación del grado se hace principalmente a aumentos intermedios. Las lesiones con ligero desorden de la arquitectura, discreta atipia (hipercromasia, anisocariosis) y figuras de mitosis escasas se consideran de bajo grado. Las lesiones con arquitectura celular desordenada, atipia celular de moderada a grave y frecuentes figuras de mitosis se consideran de alto grado (figuras 6-7). En clasificaciones anteriores de la OMS (OMS/ISUP 1998), se subdividía el alto grado en una categoría con menores alteraciones celulares (grado 2) y otra con alteraciones

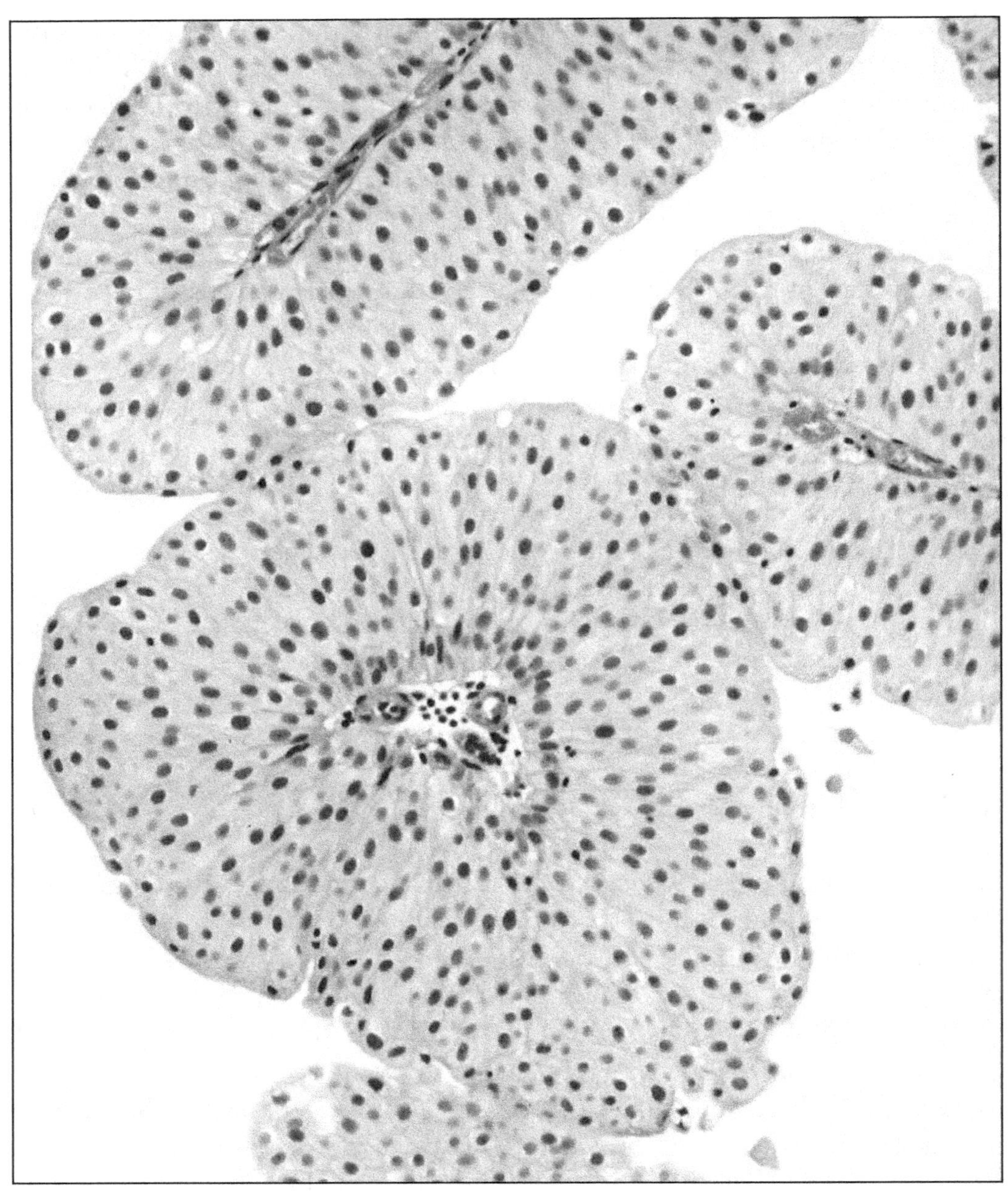

Figura 4.
Lesión papilar urotelial de bajo grado. Esta imagen a pequeño aumento, con una disposición ordenada de las células y una mínima atipia, plantea el diagnóstico diferencial entre una neoplasia urotelial papilar de bajo potencial y un carcinoma de bajo grado.

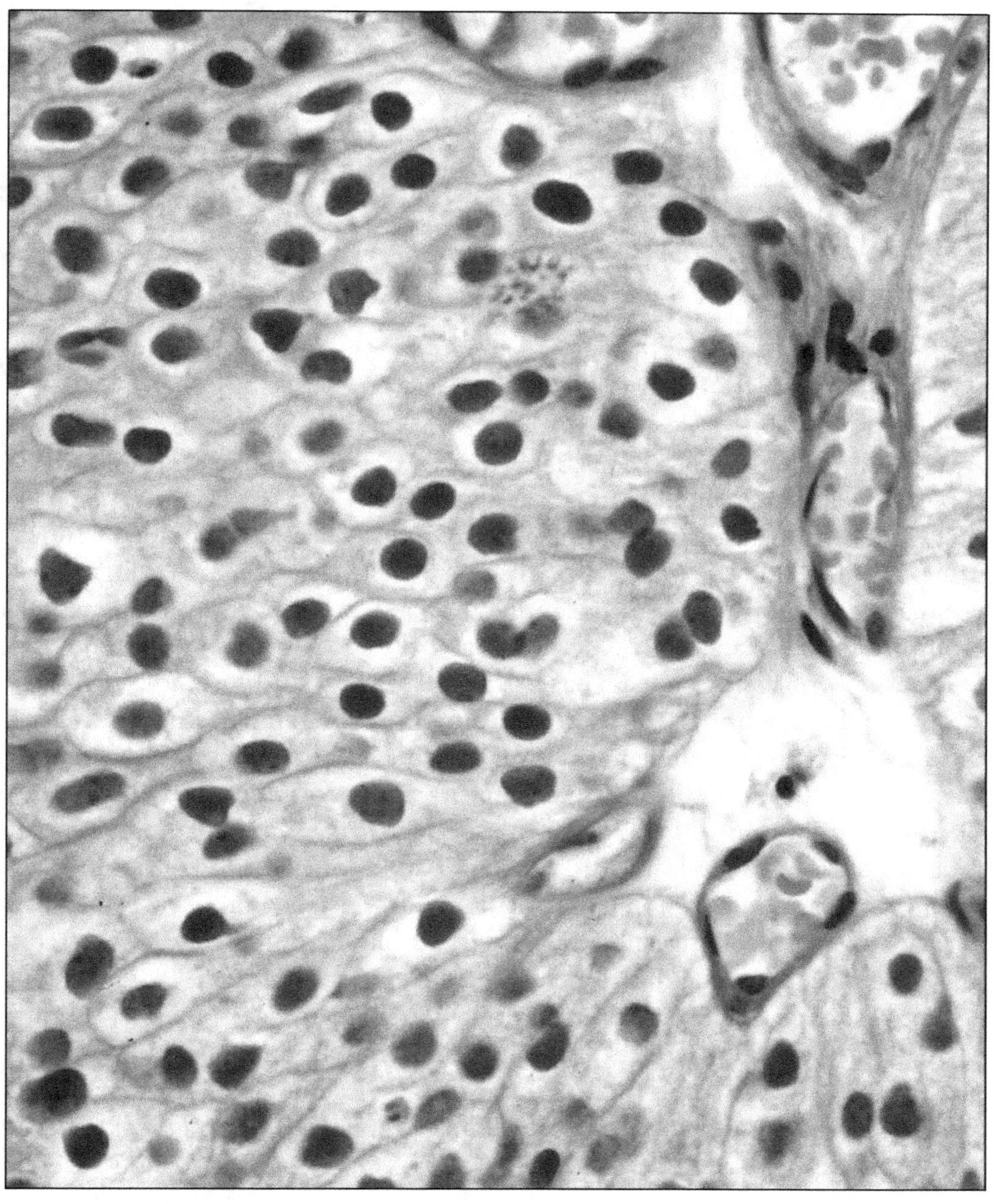

Figura 5.
La presencia de una discreta atipia nuclear, un mínimo desorden celular y ocasionales mitosis convierten esta lesión en un carcinoma de bajo grado.

más extremas (grado 3). La última clasificación reúne ambas categorías en una sola y no avala esta subdivisión.[1, 2, 11]

Debemos tener en cuenta que los artefactos de desecación y cauterización de las muestras pueden producir una falsa imagen de hipercromasia y, en cierto modo, limitan la valoración del grado histológico.

Estadificación patológica

Es importante evitar el equívoco implícito en la denominación de carcinoma «superficial», ya que en ella se incluyen tumores que no infiltran en absoluto junto con otros que infiltran el estroma pero no la pared muscular vesical. Los criterios morfológicos para considerar que una lesión es infiltrante (tabla III) deben aplicarse de manera estricta, ya que irregularidades en el contorno de los agregados celulares y distintos artefactos derivados de la obtención de las muestras y de su posterior manipulación, fijación e inclusión, pueden dar lugar a falsas imágenes de infiltración de la lámina propia. La infiltración verdadera suele acompañarse de alteraciones en el estroma infiltrado, que incluyen desde proliferación fibroblástica y edema hasta grados variables de fibrosis colágena (desmoplasia). Estos cambios en el estroma no siempre están presentes. Los criterios fundamentales se encuentran en las mismas células tumorales (figura 8). Las yemas epiteliales infiltrantes acostumbran a tener un contorno más angulado, a menudo muy afilado, y suelen estar algo separadas de la lesión papilar de la que se originan, aunque pueden conservar la conexión con ellas. También puede observarse infiltración en forma de células sueltas o nidos de células atípicas y muy poco cohesivas. La mayor parte de las ocasiones en que se observa una imagen sugestiva de invasión vascular suele ser un artefacto de retracción. Por otro lado, en los tumores con infiltración de la lámina propia o la submucosa, el grado de la lesión debe estimarse en el componente infiltrante.[4, 12]

Algunos estudios han valorado subclasificar las lesiones que infiltran la lámina propia o la submucosa en función del nivel exacto que alcanza dicha infiltración. Así, lesiones que infiltran la lámina propia se consideran T1a, las que infiltran más allá de la capa muscular de la mucosa o el plexo vascular (es decir, la submucosa) son T1b y aquellas que contactan con la capa muscular propia sin infiltrarla corresponden a un estadio T1c.[13] Ahora bien, para otros autores la dis-

Tis:	Carcinoma *in situ* o lesión neoplásica urotelial (por definición de alto grado) que no infiltra la lámima basal.
Ta:	Carcinoma superficial papilar que no invade la lámina basal.
T1:	Carcinoma clásicamente reconocido como «superficial» porque no infiltra muscular propia, pero estrictamente infiltrante del tejido conectivo subepitelial (lámina propia y en ocasiones submucosa).

Tabla III.
*Criterios morfológicos para definir el nivel de infiltración y la categoría T
(clasificación TNM/UICC) en los tumores uroteliales que no invaden músculo.*

tinción del subestadiaje de tumores T1 debe basarse en dos niveles, lo que podría ser más reproducible. Así pues, convendría distinguir tumores T1a si la infiltración del tejido conectivo subepitelial no alcanza el hipotético nivel de la *muscularis mucosae,* y T1b si sobrepasa este nivel sin invadir la muscular propia de la vejiga.[14] Diversos autores apoyan esta estrategia, aunque debe tenerse en cuenta la dificultad que entraña dicha subclasificación en muchas muestras, tanto por las irregularidades de la muestra en sí, como por el hecho de que la capa muscular de la mucosa puede tener un grosor variable y que la muscular propia presenta frecuentes proyecciones verticales hacia la submucosa. La OMS no recomienda subestadificar estos tumores. Por tanto, esta opción debe incluirse sólo como orientativa y únicamente cuando pueda valorarse de forma adecuada en una muestra determinada.

Un último pero importante matiz es que la verdadera estadificación patológica de un tumor urotelial puede hacerse tan sólo, de manera ideal, en la pieza quirúrgica (cistectomía total o parcial). Por tanto, en biopsias de tumores que infiltran de manera más o menos extensa la lámina propia o la submucosa, es necesario considerar las limitaciones técnicas del material disponible y establecer un diálogo fluido entre patólogo y urólogo. Para ello, es preciso disponer de los datos de las pruebas de imagen y de los hallazgos operatorios y hacer constar en el informe las limitaciones técnicas de la valoración de cada muestra. Del mismo modo, hay que reflejar en el informe si la biopsia contiene capa muscular propia, para especificar así si la muestra es totalmente valorable. En cuanto a la valoración de las piezas quirúrgicas, debe tenerse en cuenta también que puede existir un estadio inferior al observado en las biopsias previas, en aquellos

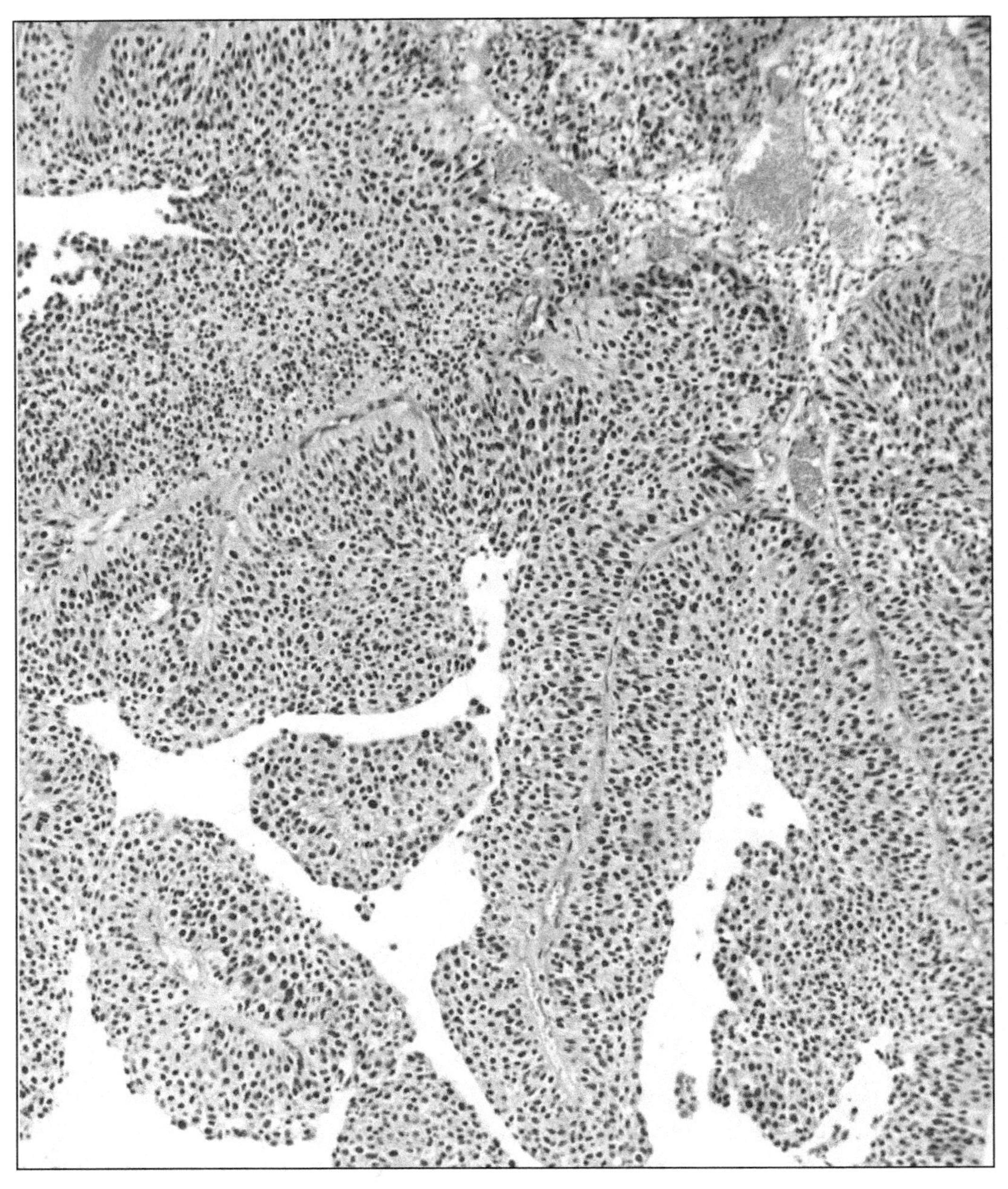

Figura 6.
Lesión papilar donde, a bajo aumento, llama la atención la mayor intensidad tintorial
de los núcleos, el mayor desorden celular y la elevada relación núcleo/citoplasma.
Corresponde a un carcinoma urotelial de alto grado.

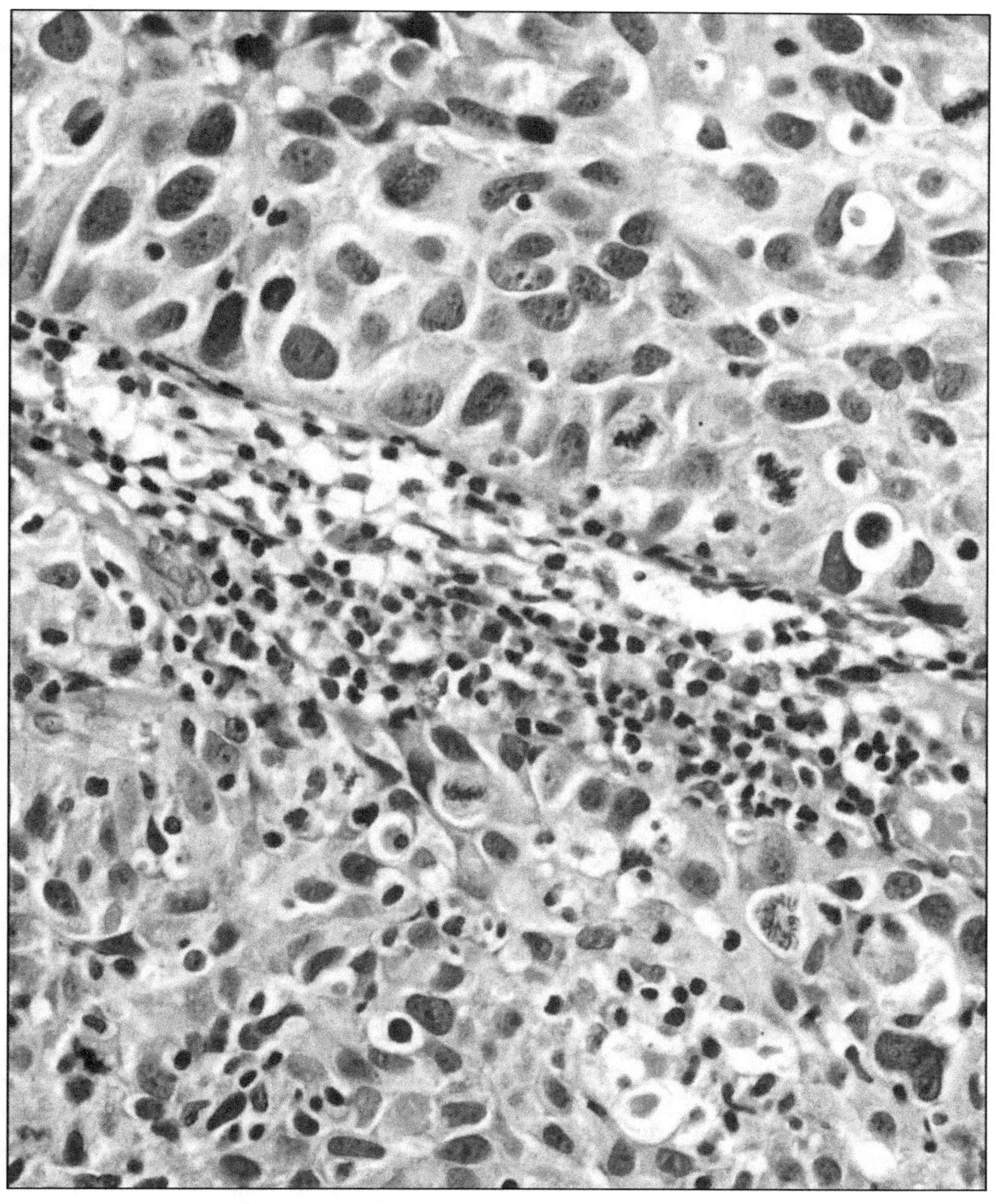

Figura 7.
En este detalle de un tumor papilar de alto grado son evidentes las figuras de mitosis,
el desorden total y el pleomorfismo nuclear.

casos en los que la resección previa haya sido muy exhaustiva, y que por tanto, para una estadificación definitiva hay que integrar los resultados del examen de las distintas muestras y de la cistectomía.

Estudios complementarios

Papel de la inmunohistoquímica

La mayor parte de las características relevantes de estos tumores pueden identificarse en las secciones convencionales teñidas con hematoxilina y eosina, con las lógicas salvedades derivadas de los artefactos generados en el proceso de extracción (compresión, distorsión, cauterización). El papel de la inmunohistoquímica[3, 4, 15] queda limitado a situaciones muy definidas, como son:

- Cuando una imagen de invasión vascular es dudosa puede confirmarse con una tinción inmunohistoquímica con anticuerpos para células endoteliales (CD31 y CD34). El anticuerpo para Factor VIII es sólo positivo en los vasos sanguíneos, no en los linfáticos.

- En situaciones que dificultan valorar la existencia de infiltración (sobre todo en forma de células individuales), tal como un componente inflamatorio muy denso, en especial en carcinomas *in situ,* puede ser conveniente efectuar una tinción inmunohistoquímica con anticuerpos para citoqueratinas (AE1-AE3, Cam 5.2).

- En lesiones planas en las que existan dudas sobre su naturaleza reactiva o neoplásica, es útil el estudio combinado de la expresión de p53, antígeno de proliferación (MIB1, Ki67) y citoqueratina 20 (CK-20). En el carcinoma *in situ,* la sobreexpresión de p53 es muy intensa o completamente negativa, las células Ki67-positivas (en ciclo celular) son abundantes y se distribuyen por todas las capas del epitelio y, con menor frecuencia, puede además existir una alteración en el patrón de expresión de CK-20, que en general es negativa o está confinada a la capa de las células en sombrilla, mientras que en las lesiones *in situ* suele distribuirse por todas las capas de manera más o menos difusa.

- La sobreexpresión de p53 se ha estudiado profusamente como potencial marcador pronóstico en carcinomas uroteliales, pero no existe acuerdo sobre su valor real. Actualmente, esta determinación no se considera indicada de manera rutinaria y posee, a lo sumo, un valor orientativo. Si bien la mayor parte de los carcinomas de alto grado suelen presentar sobreexpresión de p53 en una proporción variable de células, este dato no permite predecir la evolución del tumor de manera fiable. Además, aproximadamente un 20 % de carcinomas uroteliales de alto grado carecen por completo de expresión de p53, debido con toda probabilidad a la existencia de mutaciones truncantes que bloquean la síntesis de la proteína.

- En algunas variedades especiales de tumor vesical, la inmunohistoquímica es de utilidad para confirmar el diagnóstico. Así, la detección inmunohistoquímica de β-HCG define la variedad de carcinoma urotelial con células gigantes de tipo trofoblástico. La expresión cromogranina A, sinaptofisina y CD56 define a los carcinomas neuroendocrinos, como el carcinoma de células pequeñas. Además, ante un diagnóstico de carcinoma de células pequeñas en vejiga urinaria, es aconsejable descartar la posibilidad de una metástasis de un primario de pulmón. Estos últimos suelen expresar (alrededor del 95 % de casos) el anticuerpo para el factor de transcripción tiroideo (TTF1).

Papel de las técnicas de citogenética y biología molecular

Las técnicas de citogenética mediante hibridación *in situ* fluorescente (FISH) pueden ser de gran utilidad en el diagnóstico y seguimiento de las proliferaciones uroteliales de bajo grado, donde la citología de orina tiene una menor sensibilidad y especificidad (ver sección *Marcadores tumorales de uso asistencial*). Su papel en el estudio de muestras de biopsia es todavía muy limitado. De manera parecida ocurre con las técnicas de biología molecular. La detección de mutaciones en distintos genes, en especial p53 y FGFR3, permite caracterizar subgrupos en vías patogenéticas de cáncer de vejiga, pero los estudios disponibles hasta el momento no han demostrado su utilidad en el diagnóstico, seguimiento y pronóstico de estos tumores.[15]

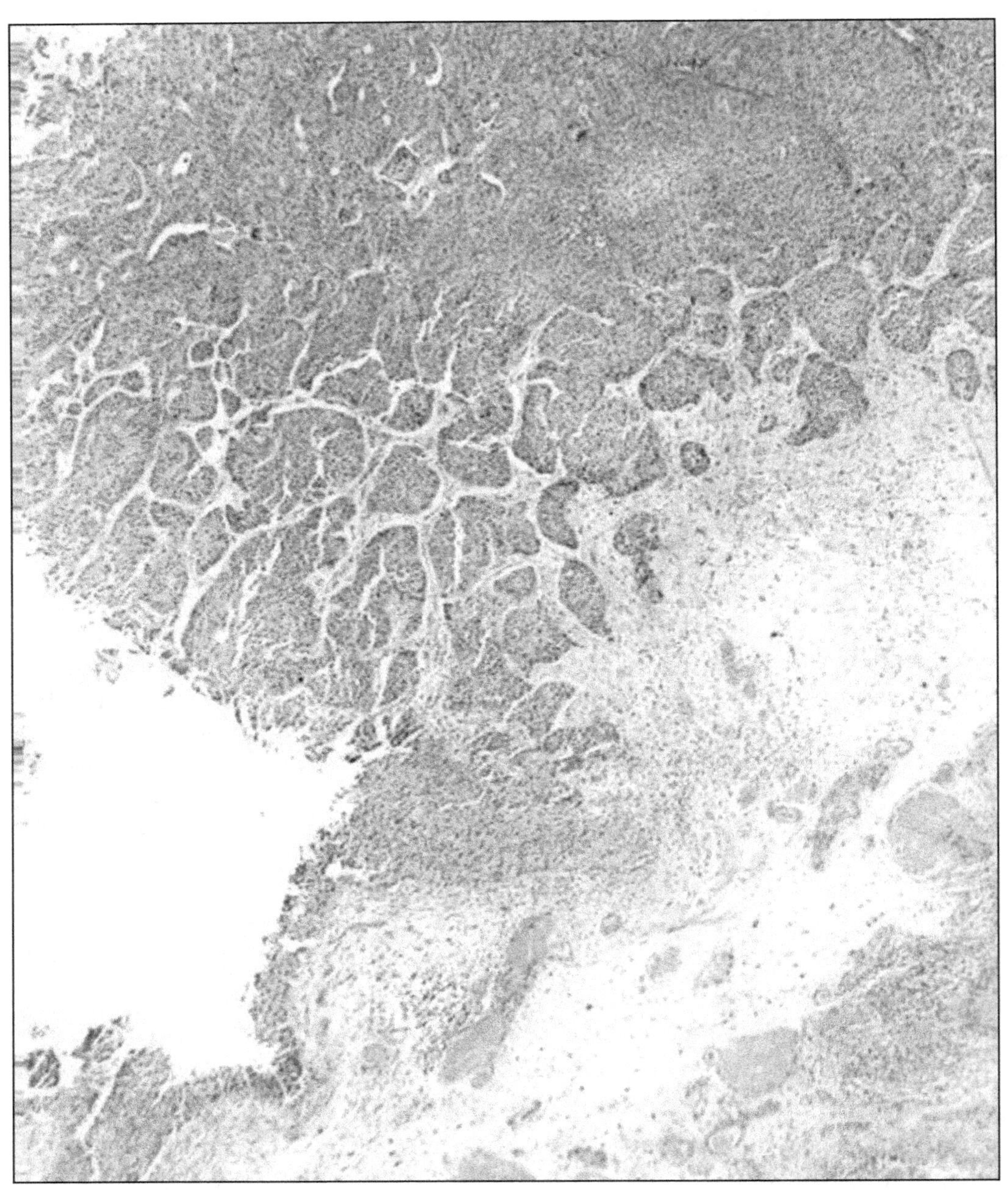

Figura 8.
Imagen de un tumor urotelial de alto grado con infiltración de la lámina propia. Es importante
basar el diagnóstico de infiltración en criterios morfológicos inequívocos para que este hallazgo
tenga valor pronóstico.

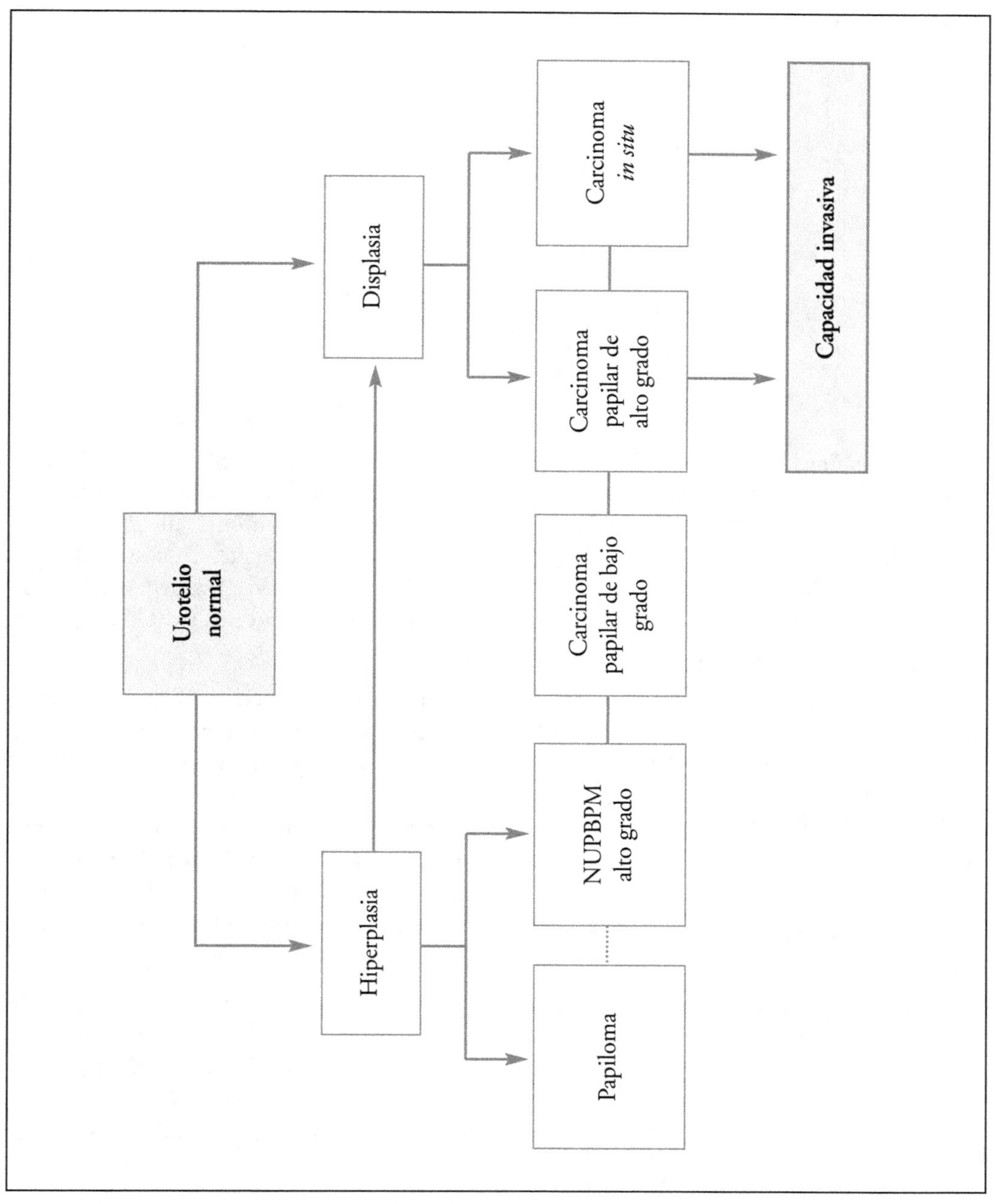

Figura 9.
Clasificación histológica de las neoplasias uroteliales precoces (sin capacidad de invasión muscular) y posibles interrelaciones patogenéticas entre ellas (adaptado de la OMS, 2004).

BIBLIOGRAFÍA

1. Cina SJ, Milord RA, Epstein JI. An introduction to the WHO/ISUP consensus classification of urothelial lesions of the urinary bladder. En: Foster CS, Ross JS: Pathology of the Urinary Bladder. Saunders; Philadelphia, 2004:103-15. (Nivel 1.)

2. Epstein JI, Amin MB, Reuter VR, *et al.* The World Health Organization/International Society of Urologic Pathology Classification of urothelial (transitional) neoplasms of the urinary bladder. Am J Surg Pathol 1999; 22:1435-48. (Nivel 1.)

3. Kirkali Z, Chan T, Manoharan M, *et al.* Bladder cancer: epidemiology, staging and grading, and diagnosis. Urology 2005; 66 (Suppl. 6A):4-34. (Nivel 1.)

4. Reuter VE. The pathology of bladder cancer. Urology 2006; 67 (Suppl. 3A):11-18. (Nivel 1.)

5. Yorukoglu K, Tuna B, Dikicioglu E, *et al.* Reproducibility of the 1998 World Health Organization/International Society of Urologic Pathology Classification of papillary urothelial neoplasms of the urinary bladder. Virchows Arch 2003; 443:734-40. (Nivel 3.)

6. Busch C, Johansson SL. Urothelial papiloma. En: Eble JN, Sauter G, Epstein JI, Sesterhenn IA: Tumours of the Urinary System and Male Genital Organs. Pathology and Genetics. World Health Organization Classification of Tumours. IARC Press; Lyon, 2004:113. (Nivel 1.)

7. Johansson SL, Busch C. Papillary urothelial neoplasm of low malignant potential. Non-invasive papillary urothelial carcinoma, low grade. En: Eble JN, Sauter G, Epstein JI, Sesterhenn IA: Tumours of the Urinary System and Male Genital Organs. Pathology and Genetics. World Health Organization Classification of Tumours. IARC Press; Lyon, 2004: 115-17. (Nivel 1.)

8. Amin MB. Urothelial dysplasia. En: Eble JN, Sauter G, Epstein JI, Sesterhenn IA: Tumours of the Urinary System and Male Genital Organs. Pathology and Genetics. World Health Organization Classification of Tumours. IARC Press; Lyon, 2004:111-12. (Nivel 1.)

9. McKenney JK, Gomez JA, Desai S, *et al.* Morphologic expressions of urothelial carci-

noma in situ. A detailed evaluation of its histologic patterns with emphasis on carcinoma in situ with microinvasion. Am J Surg Pathol 2001; 25:356-62. (Nivel 3.)

10. Sesterhenn IA. Urothelial carcinoma in situ. En: Eble JN, Sauter G, Epstein JI, Sesterhenn IA: Tumours of the Urinary System and Male Genital Organs. Pathology and Genetics. World Health Organization Classification of Tumours. IARC Press; Lyon, 2004: 119-20. (Nivel 1.)

11. Reuter VE. Non-invasive papillary urothelial carcinoma, high grade. En: Eble JN, Sauter G, Epstein JI, Sesterhenn IA: Tumours of the Urinary System and Male Genital Organs. Pathology and Genetics. World Health Organization Classification of Tumours. IARC Press; Lyon, 2004:117-18. (Nivel 1.)

12. López-Beltrán A, Knowles MA, Sauter G, *et al.* Infiltrating urothelial carcinoma. En: Eble JN, Sauter G, Epstein JI, Sesterhenn IA: Tumours of the Urinary System and Male Genital Organs. Pathology and Genetics. World Health Organization Classification of Tumours. IARC Press; Lyon, 2004:93-109. (Nivel 1.)

13. Van der Aa MNM, Van Leenders GJLH, Steyerberg EW, *et al.* A new system for substaging pT1 papillary bladder cancer: a prognostic evaluation. Hum Pathol 2005; 36:981-86. (Nivel 3.)

14. Angulo JC, López JI, Grignon DJ, *et al.* Muscularis mucosa differentiates two populations with different prognosis in stage T1 bladder cancer. Urology 1995; 45:47-53. (Nivel 3.)

15. Philip J, Temple J, Javle P, *et al.* Phenotypic and genotypic analysis of neoplastic lesions of the urinary bladder. En: Foster CS, Ross JS: Pathology of the Urinary Bladder. Saunders; Philadelphia, 2004:247-67. (Nivel 1.)

Capítulo 3

Biología molecular del cáncer de vejiga

Bases moleculares del cáncer vesical

Las bases moleculares de los carcinomas de células transicionales son complejas. Las variadas rutas patogénicas propuestas en su desarrollo y el peculiar comportamiento de su historia natural con persistencia del riesgo de recidiva/progresión a lo largo de su evolución, y con posibilidad de ocurrir en cualquier localización del urotelio, complican mucho su comprensión y explican la limitación vigente para la predicción pronóstica clínica y molecular necesaria para la individualización terapéutica.

Los avances alcanzados en los últimos años en la biología molecular del cáncer de vejiga son verdaderamente significativos. Incluyen el conocimiento progresivo de los mecanismos implicados en la regulación del ciclo celular, en los procesos de proliferación y crecimiento tisular y el desarrollo de nuevas tecnologías aplicadas al estudio de los mecanismos biológicos celulares y moleculares. Todos ellos han favorecido los avances en la carcinogénesis y en la identificación de marcadores potencialmente útiles sobre todo en la estadificación y predicción del pronóstico de los tumores de células transicionales. La posibilidad de identificar un solo marcador predictivo del comportamiento biológico de los tumores de vejiga es hoy por hoy una quimera; sin embargo, la experiencia acumulada permite definir un modelo de patogenia molecular. No cabe duda que los objetivos globales de los estudios de investigación en biología molecular del cáncer de vejiga son múltiples (tabla IV). Algunos de ellos conllevan una posible extrapolación a la práctica clínica y son por ello los más atractivos.

- Identificación de marcadores útiles para el diagnóstico.
- Predicción clínica de la recidiva.
- Predicción clínica de la progresión tumoral (marcador de progresión).
- Predicción de la probabilidad de supervivencia.
- Predicción de la respuesta a tratamientos establecidos (BCG, quimioterapia...).
- Identificación de dianas terapéuticas moleculares para el desarrollo de nuevos fármacos.

Tabla IV.
Objetivos de los estudios biomoleculares en cáncer vesical.

La patogenia de los tumores de vejiga obliga a considerar, en primer lugar, que en la mayoría de los casos la enfermedad debuta con lesiones de carácter no-infiltrante; en segundo lugar, que las lesiones tumorales poseen un reconocido carácter policronotópico; además, en tercer lugar, es imprescindible tener en cuenta la modalidad de enfermedad tumoral intraepitelial o carcinoma *in situ* de alto riesgo, así como la elevada frecuencia de lesiones displásicas en el urotelio.

En la actualidad, coexisten la teoría más tradicional del origen «clonal» de estas neoplasias y la teoría de la modificación global de un urotelio muy inestable con muchos clones celulares transformados e independientes que no están relacionados desde el punto de vista genético.[1, 2]

Alteraciones cromosómicas y de la expresión génica

Las alteraciones genéticas de las lesiones tumorales vesicales en el momento del diagnóstico inicial son distintas según se trate de un carcinoma que afecta la lámina propia, un carcinoma *in situ* o un carcinoma músculo infiltrante, traduciendo una patogenia diferente entre ellos y también distintas rutas para la progresión de la enfermedad.

Las modificaciones numéricas detectadas en los cromosomas traducen la superposición de alteraciones genéticas múltiples y generalizadas. Se han descrito en los cromosomas 9 (9q) (monosomia), 7 (7p) (trisomia), 8 (8p), 17 (17p) (polisomia) y también en los 3 (3p), 4 (4q), 11(11p) y 14 (14q), todas ellas con frecuencia variable. Desde el punto de vista del significado clínico, estos hallazgos distan de ser homogéneos; así, en el caso de las alteraciones en el cromosoma 7, su identificación se asoció con estadios y grados altos e índices proliferativos elevados, las polisomias en el cromosoma 8 podrían predecir progresión tumoral y las del cromosoma 17 también, aunque con diferencias sustanciales en su prevalencia (78 % en lesiones pT1 frente a 19 % en pTa).[3,4] En el cromosoma 11, en 11p, se ha descrito delección que contribuye a la progresión hacia lesiones infiltrantes a partir de un fenotipo no agresivo.[5]

La delección de una o más regiones alélicas del brazo largo del cromosoma 9q en los tumores superficiales y de los cromosomas 17 (17p13) y 13 (13q14), se relaciona con la inactivación del gen p53 y del gen del retinoblastoma (Rb), respectivamente, en carcinomas *in situ* y en tumores T1. Técnicas de microarrays e hibridación genómica han permitido identificar las localizaciones más frecuentes de pérdidas parciales o completas, 4q en el 83 %, 8p en el 23-53 %, 13q en el 15 %, 4p en el 22 % y otras en 18q, 10q, 10p; y también ganancias como en 20q en el 78 % y 6p, 17q o 3p. La mayoría de las mencionadas se integran en los modelos de caracterización molecular de los carcinomas de células transicionales.[6]

Las alteraciones estructurales observadas en el cromosoma 9, principalmente pérdidas de heterocigosidad con una prevalencia media global del 67 %, se consideran trascendentales en la carcinogénesis de la enfermedad y se han relacionado con el carácter papilar de la lesión y con la cronología de los acontecimientos moleculares, atribuyéndole un carácter precoz en el desarrollo del tumor.[7,8] Cuando a las alteraciones del cromosoma 9 se asocian otras como en 8p y 11p o en p53, se incrementa el riesgo de progresión en grado y en estadio tumoral. Otro acontecimiento relevante se refiere a la alteración descrita en la región 9p21-22, donde se localizan los genes CDKN2A/ARF y CDKN2B, que codifican las proteínas p16, p14 arf y p15 claves en la regulación del ciclo celular; las dos primeras, concretamente, en las rutas patogénicas del pRb y del p53.

Las alteraciones estructurales en 17p y 8p se relacionan con la adquisición de un fenotipo tumoral infiltrante. Vistas en su conjunto, las alteraciones genéticas en los tumores vesicales que no se limitan a la mucosa no son significativamente diferentes cuando se comparan las correspondientes a las lesiones T1 y a las T2-4, de tal forma que la barrera que supone la membrana basal, desde la perspectiva de las modificaciones genéticas, es biológicamente importante.[9] Los estudios basados en el análisis por agrupaciones jerárquicas de expresión de microarrays permitieron establecer diferencias entre carcinoma *in situ* y carcinoma no infiltrante, así como establecer subgrupos entre lesiones precoces e infiltrantes respecto a la supervivencia global.[10]

Una de las evidencias científicas que se desprende de los hallazgos aportados por la investigación genética es considerar, dentro del grupo de lesiones tumorales no músculo infiltrantes, un modelo de enfermedad genéticamente estable, las pTa de bajo grado, y otra genéticamente inestable en el resto de las lesiones; esto es lo que, razonablemente, se debería recomendar.[11]

Otros oncogenes que se han implicado en la carcinogénesis del cáncer de vejiga son el c-myc, cuya sobreexpresión es más prevalente en los tumores no infiltrantes (79 % frente a 41 %); y el c-erb-B2 (17q23), que codifica un factor de crecimiento similar al EGFR y cuya influencia en el comportamiento tumoral no pudo demostrarse con carácter definitivo si bien la mayoría de las aportaciones tienden a asociar a este acontecimiento con los casos de mayor grado, estadio y peor supervivencia, cuando se amplifica (10-20 %) y sobreexpresa (10-50 %).[12-15] La expresión MDM2 se activa por la p53 y su sobreexpresión se asocia a anomalías de este gen; su influencia se relaciona con la capacidad de inhibición de p53 y su repercusión pronóstica parece escasamente definida.[16-18]

Proteínas reguladoras del ciclo celular

Entre los marcadores pronósticos de cáncer de vejiga, es imprescindible considerar diversas proteínas cuyo factor común es la participación en los mecanismos reguladores de las diferentes fases de progresión del ciclo celular, a saber, las p53, pRb, p27 kip1, p21, p15, p16 y p19. Entre las modificaciones genéticas más comunes se describen las relacionadas con el gen supresor tumoral p53 localizado en el cromosoma 17p13.

A pesar de algunas de las reconocidas limitaciones en la interpretación de los hallazgos con p53 y de la circunstancia de que precisamente los estudios cuyos objetivos son los análisis de supervivencia sean los menos comunes, es destacable una valiosa aportación que, basada en la metodología del metaanálisis llevado a cabo sobre 117 estudios, estableció en 2005 que las alteraciones observadas en p53 tenían un valor predictivo débil respecto a la recidiva, progresión y mortalidad por cáncer de vejiga.[19]

Los carcinomas de células transicionales en los que es posible evidenciar pérdidas en la expresión de pRb se corresponden con los de mayor estadio y grado tumorales y también con los que exhiben una reducción significativa de la supervivencia.[20, 21] Estos hallazgos adquieren mayor relevancia debido a que el gen que codifica la síntesis de, por ejemplo, p16 y p19 se sitúa en el cromosoma 9 (región 9p21). Esta localización es frecuente en distintos tipos de alteraciones cromosómicas en cáncer de vejiga (figura 10).

Factores antiangiogénicos

El proceso de la angiogénesis es multisecuencial[22] y exige la participación de gran variedad de elementos celulares y moleculares que la regulan y ejercen su acción en niveles diferentes de los tejidos implicados. La expresión elevada del mRNA para el VEGF se demostró que se asociaba significativamente a peor pronóstico, ya que en los carcinomas de células uroteliales que la exhibían se observó recidiva tumoral precoz y progresión.[23] De forma similar, la expresión elevada de VEGF se correlacionó con peor supervivencia y ocurría en los tumores de estadios y grados más elevados.[24]

De hecho, la determinación de sus niveles en suero en un estudio multivariante mostró significación estadística con el estadio tumoral.[25] Además, la expresión de VEGF se correlacionó recientemente con la de la anhidrasa carbónica 9, un marcador de hipoxia en cáncer de vejiga, cuya expresión sin influencia pronóstica es mayor en tumores no infiltrantes frente a los infiltrantes.[26]

La TSP-1 de la matriz extracelular posee la característica funcional de inhibir la angiogénesis y su transcripción está regulada por la p53 natural, de tal forma que las mutaciones de la p53 favorecerían el escape tumoral por la pérdida de uno de los mecanismos de regulación de la angiogénesis, es decir, los niveles de TSP-1.[27, 28]

Factores de crecimiento tisular (GFs)

Entre los GFs, los más representativos en patología tumoral vesical, y en concreto en la eventual identificación de pacientes con riesgo elevado para la progresión, son el factor de crecimiento epidérmico (EGF), los factores de crecimien-

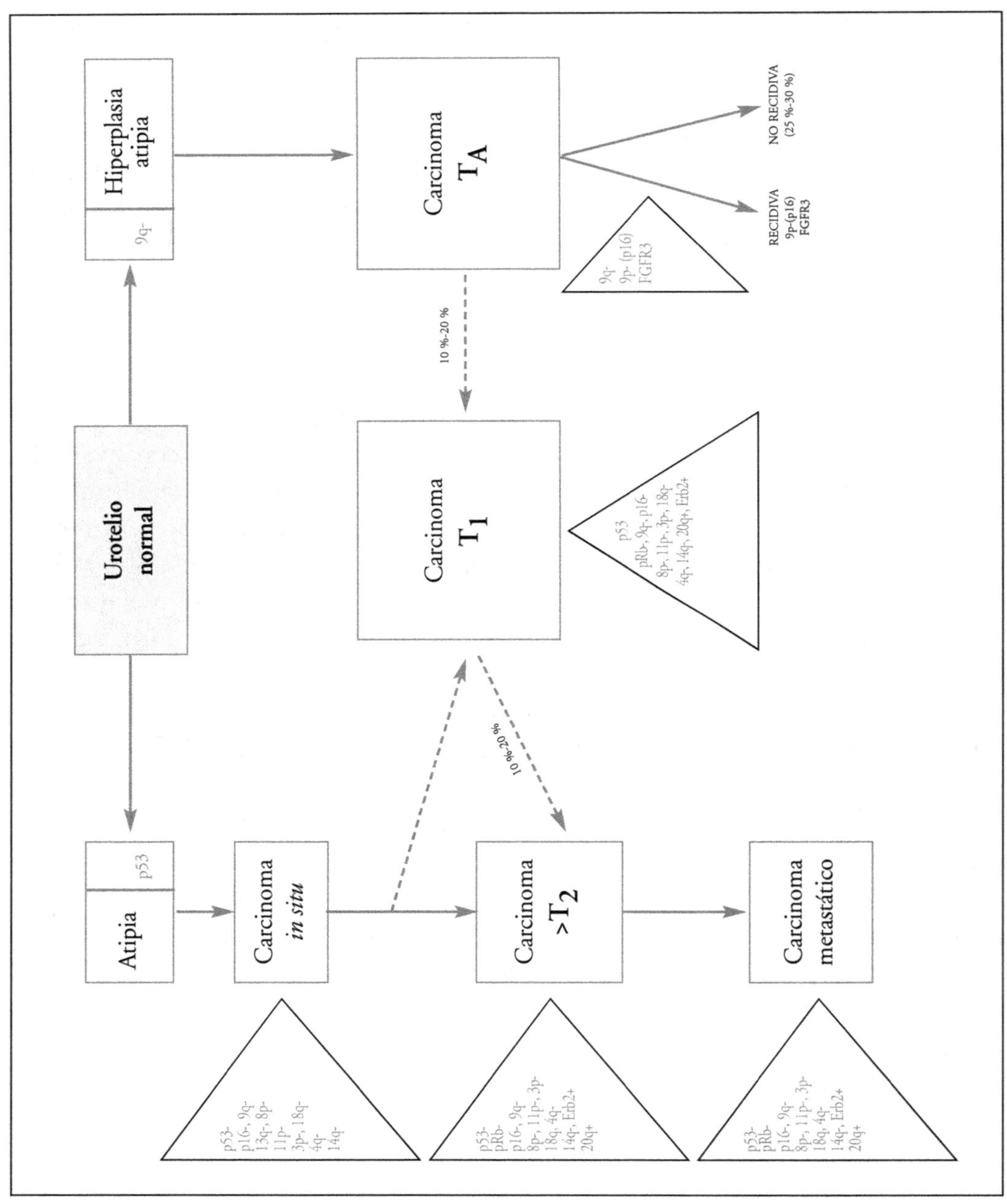

Figura 10.
Diagrama de las interrelaciones patogenéticas de las neoplasias uroteliales y los perfiles citogenéticos que caracterizan cada grupo.

to transformante alpha y beta (TGF-alpha y TGF-beta), el factor de crecimiento del endotelio vascular (VEGF), el factor de crecimiento hepatocitito (HGF) y el factor de crecimiento fibroblástico básico (bFGF); todos ellos con participación variable y desigual. Los índices de expresión de EGF en carcinomas de células transicionales son variables y considerados de forma aislada no poseen valor pronóstico.

La identificación de mutaciones en el FGF receptor3 (FGFR3) es relativamente reciente y su hallazgo posee la peculiaridad de representar una de las escasas alteraciones descritas en los tumores con invasión de la lámina propia y bajo grado citológico (pTaG1-2) con un nivel de asociación de rango amplio y estimado entre el 30-80 % de los casos; además, su presencia tambien se ha relacionado con índices bajos de recidiva en las lesiones Ta.[29, 30]

Moléculas de adherencia celular

En la aparición de micrometástasis participan diferentes moléculas; entre ellas se identifican las que intervienen en los mecanismos de adherencia intercelular de los tejidos epiteliales y en los de la eventual degradación de la matriz extracelular y de la membrana basal como ocurre en el epitelio de células transicionales que reviste el aparato urinario. La pérdida funcional de estas moléculas –fundamentalmente las cadherinas, metaloproteinasas y la CD44– condicionaría la migración celular desde la localización anatómica primitiva, lo cual posibilitaría el crecimiento locorregional y la aparición de una enfermedad metastática.

El urotelio no tumoral expresa e-cadherinas y beta-cateninas y la membrana basal del urotelio normal expresa p-cadherina. Las integrinas como componentes de la matriz extracelular desarrollan también una función relevante en los mecanismos de adherencia-anclaje celular y en concreto en su motilidad.

Otras moléculas de posible utilidad clínica. Antígenos asociados a la proliferación

Existen muchos otros elementos moleculares de relevancia clínica, tanto desde un punto de vista pronóstico como diagnóstico. Entre ellos, destaca la evaluación de la proliferación celular, la detección de actividad telomerasa y muchas otras moléculas que se investigan como elementos de presumible valor diagnóstico (ver sección *Marcadores tumorales de uso asistencial*).

El índice de proliferación Ki67 basado en la expresión de MIB1 ha sido investigado por numerosos grupos, pero en los resultados no existe la homogeneidad deseada que permita considerar la expresión de este antígeno una herramienta de utilidad para la toma de decisiones clínicas. La detección de actividad telomerasa tiene una aplicabilidad y disponibilidad limitadas por el momento, a pesar de que el incremento de su actividad es considerado por algunos autores un acontecimiento precoz y relevante en la carcinogénesis de los tumores de vejiga.[31] Otros marcadores de carácter diagnóstico como *bladder tumor antigen* (BTA), proteína de la matriz nuclear 22 (NMP22), e *Inmunocyt* compiten con la citología urinaria convencional, sin alcanzar los valores predictivos deseados para su utilización en la práctica clínica a gran escala.[32] Las citoqueratinas, y de forma particular la citoqueratina 20, pueden emplearse como marcadores de cáncer vesical en tejido debido a que su expresión permite caracterizar el tejido epitelial en estudios inmunohistoquímicos.

Modelos patogénicos del cáncer de vejiga

Actualmente, agrupando todos los hallazgos moleculares desarrollados y correlacionándolos con la información anatomopatológica, es posible desarrollar un modelo con las rutas moleculares para la carcinogénesis de los carcinomas de células transicionales (figura 4).

Los retos planteados son muchos, pero destacan: la necesidad de demostrar mayor número de alteraciones en las lesiones papilares que son categorizadas como de bajo potencial maligno; y en los carcinomas de bajo grado caracterizar desde el punto de vista molecular las lesiones pT1, probablemente para ratificar su carácter invasor y la similitud con la infiltración muscular, si bien en distinto momento cronológico del proceso; y, finalmente, con similar criterio, y basándose en la superposición de muchas alteraciones genéticas en los carcinomas *in situ*, los tumores infiltrantes y las lesiones metastáticas, llegar a identificar cuáles son los mecanismos que subyacen detrás de la progresión.

BIBLIOGRAFÍA

1. Sidransky D, Frost P, Von Eschenbach A, *et al.* Clonal origin bladder cancer. N Engl J Med 1992; 326:737-40.

2. Garcia SB, Park HS, Novelli M, *et al.* Field cancerization, clonality, and epithelial stem cells: the spread of mutated clones in epithelial sheets. J Pathol; 187:61-81.

3. Neuhaus M, Wagner U, Schmid U, *et al.* Polysomies but not Y chromosome losses have prognostic significance in pTa/pT1 urinary bladder cancer. Hum Pathol 1999; 30:81-86.

4. Ribal MJ, Alcaraz A, Mengual L, *et al.* Chromosomal high-polysomies predict tumour progression in T1 transitional cell carcinoma of the bladder. Eur Urol 2004; 45: 593-99.

5. Voorter CE, Ummelen MI, Ramaekers FS, *et al.* Loss of chromosome 11 and 11 p/q imbalances in bladder cancer detected by fluorescence in situ hybridization. Int J Cancer 1996; 65:301-07.

6. Jebar AH, Hurst CD, Tomlinson DC, *et al.* FGFR3 and Ras gene mutations are mutually exclusive genetic events in urothelial cell. Oncogene 2005; 24:5218-25.

7. Richter J, Jiang F, Gorog JP, *et al.* Marked genetic differences between stage pTa and stage pT1 papillary bladder cancer detected by comparative genomic hybridization. Cancer Res 1997; 57:2860-64.

8. Hartmann A, Moser K, Kriegmair M, *et al.* Frequent genetic alterations in simple urothelial hyperplasias of the bladder in patients with papillary urothelial carcinoma. Am J Pathol 1999; 154:721-27.

9. Hovey RM, Chu L, Balazs M, *et al.* Genetic alterations in primary bladder cancers and their metastases. Cancer Res 1998; 58:3555-60.

10. Sanchez-Carbayo M, Socci ND, Lozano JJ, *et al.* Gene discovery in bladder cancer progression using cDNA microarrays. Am J Pathol. 2003; 163:505-16.

11. Knowles MA, Aveyard JS, Taylor CF, *et al.* Mutation analysis of the 8p candidate tumour suppressor genes DBC2 (RHOBTB2) and LZTS1 in bladder cancer. Cancer Lett. 2005; 225:121-30.

12. Lonn U, Lonn S, Friberg S, *et al.* Prognostic value of amplification of c-erb-B2 in

bladder carcinoma. Clin Cancer Res. 1995; 1:1189-94.

13. Korkolopoulou P, Christodoulou P, Kapralos P, *et al.* The role of p53, MDM2 and c-erb B-2 oncoproteins, epidermal growth factor receptor and proliferation markers in the prognosis of urinary bladder cancer. Pathol Res Pract. 1997; 193:767-75.

14. Vollmer RT, Humphrey PA, Swanson PE, *et al.* Invasion of the bladder by transitional cell carcinoma: its relation to histologic grade and expression of p53, MIB-1, c-erb B-2, epidermal growth factor receptor, and bcl-2. Cancer. 1998; 82:715-23.

15. Turkeri LN, Erton ML, Cevik I, *et al.* Impact of the expression of epidermal growth factor, transforming growth factor alpha, and epidermal growth factor receptor on the prognosis of superficial bladder cancer. Urology. 1998; 51:645-49.

16. Schmitz-Drager BJ, Kushima M, Goebell P, *et al.* p53 and MDM2 in the development and progression of bladder cancer. Eur Urol. 1997; 32:487-93.

17. Pfister C, Moore L, Allard P, *et al.* Predictive value of cell cycle markers p53, MDM2, p21, and Ki-67 in superficial bladder tumor recurrence. Clin Cancer Res. 1999; 5:4079-84.

18. Tetu B, Tiguert R, Harel F, *et al.* ImmunoCyt/uCyt+ improves the sensitivity of urine cytology in patients followed for urothelial carcinoma. Mod Pathol. 2005; 18:83-89.

19. Malats N, Bustos A, Nascimento CM, *et al.* p53 as a prognostic marker for bladder cancer: a meta-analysis and review. Lancet Oncol. 2005; 6:678-86. (Nivel 1.)

20. Cordon-Cardo C. Molecular alterations in bladder cancer. Cancer Surv. 1998; 32:115-31.

21. Xu HJ, Cairns P, Hu SX, *et al.* Loss of RB protein expression in primary bladder cancer correlates with loss of heterozygosity at the RB locus and tumor progression. Int J Cancer. 1993; 53:781-84.

22. Werner R. Mechanisms of angiogenesis. Nature 1997; 386:671-74.

23. Crew JP, O'Brien T, Bradburn M, *et al.* Vascular endothelial growth factor is a predictor of relapse and stage progression in superficial bladder cancer. Cancer Res. 1997; 57:5281-85.

24. Neuhaus M, Wagner U, Schmid U, *et al.* Polysomies but not Y chromosome losses have prognostic significance in pTa/pT1 urinary bladder cancer. Hum Pathol. 1999; 30:81-86.

25. Bernardini S, Fauconnet S, Chabannes E, *et al.* Serum levels of vascular endothelial growth factor as a prognostic factor in bladder cancer. J Urol 2001; 166:1275-79.

26. Hussain SA, Palmer DH, Ganesan R, *et al.* Carbonic anhydrase 9, a marker of hypoxia: correlation with clinical outcome in transitional cell carcinoma of the bladder. Oncol Rep. 2004; 11:1005-10.

27. Dameron KM, Volpert OV, Tainsky MA, *et al.* Control of angiogenesis in fibroblasts by p53 regulation of thrombospondin-1. Science 1994; 265:1582-84.

28. Grossfeld GD, Ginsberg DA, Stein JP, *et al.* Thrombospondin-1 expression in bladder cancer: association with p53 alterations, tumor angiogenesis, and tumor progression. J Natl Cancer Inst, 1997; 89:219-27.

29. Billerey C, Chopin D, Aubriot-Lorton MH, *et al.* Frequent FGFR3 mutations in papillary non-invasive bladder (pTa) tumors. Am J Pathol. 2001; 158:1955-59.

30. Van Rhijn BW, Lurkin I, Radvanyi F, *et al.* The fibroblast growth factor receptor 3 (FGFR3) mutation is a strong indicator of superficial bladder cancer with low recurrence rate. Cancer Res. 2001; 61:1265-68.

31. Lancelin F, Anidjar M, Villette JM, *et al.* Telomerase activity as a potential marker in preneoplastic bladder lesions. BJU Int. 2000; 85:526-31.

32. Van der Meijden AP, Sylvester R, Oosterlinck W, *et al.* for the EAU Working Party on Non Muscle Invasive Bladder Cancer. EAU guidelines on the diagnosis and treatment of urothelial carcinoma in situ. Eur Urol. 2005; 48(3):363-71.

Capítulo 4

Cáncer de vejiga que no infiltra músculo. Definición de grupos de riesgo

Parámetros que definen el riesgo de progresión

Las variables que definen el riesgo de los pacientes con carcinoma vesical son la recurrencia y la progresión. La estimación de la probabilidad de estos eventos requiere la aplicación de análisis multivariantes sobre estudios bien diseñados y con seguimiento prolongado. Una de las limitaciones en este sentido es que sólo disponemos de información sobre la historia natural sin tratamiento en los casos con tumores de bajo riesgo.[1] En los demás, se debe recurrir al análisis de cohortes amplias con un *mix* de pacientes sometidos a diversos tratamientos quimio o inmunoprofilácticos que reflejen en lo posible las características habituales de estos pacientes.[2, 3]

El examen histopatológico es la base de esta estimación, aunque la variabilidad entre patólogos es un elemento que limita la comparación de series procedentes de instituciones diferentes.[4] Ahora bien, en la práctica totalidad de los estudios se constata una correlación entre grado, estadio, multiplicidad y tamaño, que han sido los factores pronósticos tradicionalmente empleados.

El grado es el principal factor de riesgo de progresión, y también se correlaciona con la recurrencia.[2, 3] Por ello, todos los pacientes con un tumor grado 3 son considerados de alto riesgo, ya que el pronóstico de los pacientes con Ta G3 no parece diferir significativamente de aquéllos con T1G3.[5] La progresión de grado también se ha revelado un factor de riesgo de progresión a neoplasia músculo-infiltrante y suele precederse de una alta tasa de recurrencias.[6] Aquéllos con tumores grado 2 son un subgrupo intermedio, mal definido, que tiende a agrupar los comportamientos biológicos más heterogéneos. Además, en un sistema de tres grados, la mayor parte de los patólogos clasifican a la mayoría de sus pacientes como grado 2. Por ello, en la propuesta de gradación de la OMS de 2004, se elimina el grado intermedio en los tumores que no invaden músculo y se propone sólo distinguir entre bajo y alto grado (ver sección *Anatomía patológica del cáncer de vejiga)*.

El siguiente factor discriminante es el nivel de invasividad (conocido como estadio), puesto que la invasión de la lámina propia señala un fenotipo más agresivo que necesariamente aumenta el riesgo, sobre todo de progresión.[3] Por este motivo, la mayoría de autores consideran a los T1G1 una situación excepcional.

La distinción entre la infiltración o no de la *muscularis mucosae* de la lámina propia (T1a, T1b) añade un componente pronóstico significativo cuya utilidad está limitada por el hecho de que esta estructura sólo puede reconocerse bien entre un tercio y la mitad de los pacientes y por la ausencia de orientación de las fibras musculares en los fragmentos de tumor resecado.[7] Además, es probable que algunos casos T1b sean realmente infraestadificaciones de tumores infiltrantes, lo que explicaría su peor pronóstico. Para aumentar la fiabilidad de este concepto de profundidad de invasión, algunos han sugerido que su medición con un micrómetro es más reproducible, aunque no se ha extendido esta práctica.[8]

La identificación de inequívoca permeación linfática o vascular en las muestras de resección se observa en aproximadamente el 10 % de los pacientes con estadio T1 y parece asociarse con un peor pronóstico, con independencia del tratamiento.[9] La presencia de carcinoma *in situ* es un factor de riesgo de recurrencia y, en especial, de progresión.[2,3] Presente de forma primaria en el 1-2 % de los casos nuevos, se asocia a tumores exofíticos aproximadamente en el 8 %.[4] Algunos estudios sugieren que la práctica totalidad de los pacientes con CIS podrían progresar a tumor músculo-infiltrante si son seguidos el tiempo suficiente.[10]

La afectación de la uretra prostática en pacientes de alto riesgo con fracaso de BCG se ha correlacionado con el subestadiaje y con la mortalidad causa específica.[11] En esta localización, puede darse una progresión silente con infiltración estromal que comprometa la supervivencia.[12] La multiplicidad y el tamaño son elementos predictivos robustos, tanto de recurrencia como de progresión, con un peso similar en diversos estudios.[2,3,13] Además de estos factores histopatológicos, la información clínica proporcionada por el patrón de recurrencias adquiere una gran trascendencia, ya que esta dinámica perfila el riesgo individual al representar el comportamiento biológico del urotelio neoplásico en un paciente concreto.[14]

La recurrencia en la primera cistoscopia de control a los tres meses se comporta de forma consistente como elemento predictivo de progresión.[3, 15-19] Cuando existe recurrencia precoz en un paciente de alto riesgo tras recibir un ciclo de inducción con BCG, se pone en evidencia la necesidad de someterlo a un tratamiento más agresivo.[12] Asimismo, los pacientes que experimentan una alta tasa de recurrencia tienen mayor riesgo de progresión, independientemente del grado histológico.[1, 3, 20]

La detección de un tumor residual en la re-RTU

La estrategia de someter a un paciente a una segunda RTU de estadificación después de una primera RTU tiene su fundamento en la necesidad de precisar el diagnóstico ante la posibilidad de resección incompleta, subestadificación y recidiva precoz, tanto en pacientes remitidos desde otros centros como en los procedentes de una misma institución. En las distintas comunicaciones al respecto, la proporción de tumor residual se ha observado en un 20-78 %, correlacionándose con la presencia de tumores T1, de alto riesgo o multifocales en la primera RTU.[21-23] La existencia de tumores residuales tras re-RTU ha demostrado ser también un factor pronóstico independiente de progresión.[24]

La conjunción de varios de estos factores permite agrupar a los pacientes en grupos de riesgo con diferente probabilidad de recurrencia y progresión.[2] Se ha tratado de cuantificar el riesgo de un paciente concreto por medio de sistemas de puntuaciones basados en los diferentes pesos de estos factores respecto a las modificaciones del riesgo relativo de recurrencia y progresión, estableciéndose así diferentes grupos de riesgo.[3, 18]

Grupos de riesgo de progresión

Pacientes de bajo riesgo

El grupo de bajo riesgo de progresión en los tumores uroteliales que no infiltran muscular propia corresponde a los que tienen la menor probabilidad de recurrencia y progresión. Serían susceptibles de limitar la carga diagnóstica en el seguimiento, de evitar tratamientos de quimio e inmunoprofilaxis o, en todo caso, de someterse a los regímenes terapéuticos con menor impacto en términos de calidad de vida. Se trata de los *tumores primarios TaG1, únicos, menores de 3 cm.*

Pacientes de riesgo intermedio

El grupo de riesgo intermedio queda definido por exclusión de los otros dos grupos. Se trata del grupo más indeterminado y requiere una mayor intensidad de pruebas diagnósticas, así como la aplicación de tratamientos orientados a evitar la progresión al grupo de alto riesgo. Son los *tumores primarios Ta-T1G2 y tumores TaG1 mayores de 3 cm múltiples o recurrentes.* Para algunos autores es discutible si los tumores TaG2 deben encuadrarse aquí. Habitualmente, los pacientes con un tumor primario TaG2 que progresan han tenido múltiples recurrencias previas.[1, 25]

Pacientes de alto riesgo

El grupo de alto riesgo está compuesto por los pacientes con mayor probabilidad de progresar, a corto o medio plazo; es decir, de infiltrar la muscular propia del detrusor o el estroma prostático, comprometiendo la supervivencia. En consecuencia, el número y tipo de exploraciones diagnósticas y terapéuticas debe ser mayor e incluir la cistectomía precoz en casos seleccionados. Este grupo incluye *tumores papilares de alto grado (G3),*[2] *tumores T1G2 con otros factores de riesgo*

• Bajo riesgo: Tumor único, Ta, G1, menos de 3 cm de diámetro.
• Alto riesgo: Tumor T1, G3, multifocal o de alta recurrencia, CIS.
• Riesgo intermedio: Todos los demás tumores, Ta-1, G1-2, multifocales, más de 3 cm de diámetro.

Tabla V.
Grupos de riesgo de recurrencia y progresión establecidos basados en varios factores pronósticos
(T, G, tamaño, localidad).

(multiplicidad, recurrentes), carcinoma *in situ* primario o asociado a tumor papilar, *tumor recurrente en la primera cistoscopia de control,* y *fracaso de la inmuno-profilaxis con BCG* en los tumores de alto grado.

Los pacientes en los que la re-RTU llevada a cabo dos-cuatro semanas tras la primera muestra tumor residual T1 o aquéllos en los que se evidencia el fracaso del tratamiento con BCG por la presencia de tumor en la biopsia de la uretra prostática o en la primera cistoscopia de control, acumulan el máximo riesgo de progresión. Por ello, en estos casos se hace necesario considerar seriamente la cistectomía precoz.[11, 12, 24]

BIBLIOGRAFÍA

1. Zieger K, Wolf H, Olsen PR, *et al.* Long-term follow-up of non-invasive bladder tumours (stage Ta): recurrence and progression. BJU Int 2000; 85:824-28. (Nivel 3.)

2. Millán-Rodríguez F, Chechile G, Salvador J, *et al.* Multivariate analysis of the prognostic factors of primary superficial bladder cancer. J Urol 2000;163:73-78. (Nivel 3.)

3. Sylvester RJ, Van der Meijden AP, Oosterlink W, *et al.* Predicting recurrence and progression in individual patients with stage TaT1 bladder cancer using EORTC risk tables: a combined analysis of 2596 patients from seven EORTC trials. Eur Urol 2006; 49: 466-65. (Nivel 1.)

4. Epstein JI, Amin MB, Reuter VR, *et al.* The World Health Organization/International Society of Urological Pathology Consensus Classification of urothelial neoplasms of the urinary bladder. Am J Surg Pathol 1998; 22:1435-48. (Nivel 1.)

5. Herr HW. Tumor progression and survival of patients with high grade non-invasive papillary (TaG3) bladder tumors: 15 year outcome. J Urol 2000; 163:60-62. (Nivel 3.)

6. Sánchez de la Muela P, Rosell D, Aguera L, *et al.* Multivariate analysis of progression in superficial bladder cancer. Br J Urol 1993; 71: 284-89. (Nivel 3.)

7. Angulo JC, López JI, Grignon DJ, *et al.* Muscularis mucosa differentiates two populations with different prognosis in stage T1 bladder cancer. Urology 1995; 45:47-53. (Nivel 3.)

8. Cheng L, Weaver AL, Neumann RM, *et al.* Substaging of T1 bladder carcinoma based on the depth of invasión as measured by micrometer. Cancer 1999; 86:1035-43. (Nivel 3.)

9. Holmang S, Hedelin H, Anderstrom C, *et al.* Johansson SL The importance of depth of invasion in stage T1 bladder carcinoma: a prospective cohort study. J Urol 1997; 157: 800-04. (Nivel 3.)

10. Wolf H, Melsen F, Pedersen SE, *et al.* Natural history of carcinoma in situ of the urinary bladder. Scand J Urol Nephrol 1994; 157:147-51 (Nivel 3.)

11. Huguet J, Crego, Sabaté S, *et al.* Cystectomy in patients with high risk superficial

bladder tumors who fail intravesical BCG therapy: pre-cystectomy prostate involvement as a prognostic factor. Eur Urol 2005; 48:53-59. (Nivel 3.)

12. Solsona E, Iborra I, Dumont R, *et al.* The optimum timing of radical cystectomy for patients with recurrent high-risk superficial bladder tumour. BJU Int 2004; 94:1258-62. (Nivel 3.)

13. Kiemeney LA, Witjes JA, Heijbroek RP, *et al.* Predictability of recurrent and progressive disease in individual patients with primary superficial bladder cancer. J Urol 1993; 150:60-64. (Nivel 1.)

14. Fitzpatrick JM, West AB, Butler MR, *et al.* Superficial bladder tumors (stages pTa, grades 1 and 2). The importance of recurrence pattern following initial resection. J Urol 1986; 158:68-74.

15. Parmar MK, Freedman LS, Hargreave TB, *et al.* Prognostic factors for recurrence and followup policies in the treatment of superficial bladder cancer: Report from British medical research council subgroup on superficial bladder cancer (urological cancer working party). J Urol 1989; 142:284-88. (Nivel 2.)

16. Solsona E, Iborra I, Dumont R, *et al.* The 3-month clinical response to intravesical therapy as a predictive factor for progression in patients with high risk superficial bladder cancer. J Urol 2000; 164:685-89. (Nivel 2.)

17. Holmang S, Johansson SL, Stage Ta-T1 bladder cancer: the relationship between findings at first followup cystoscopy and subsequent recurrence and progression. J Urol. 2002; 167:1634-37. (Nivel 2.)

18. Ali-El-Dein B, Sarhan O, Hinev A, *et al.* Superficial bladder tumours: analysis of prognostic factors and construction of a predictive index. BJU Int 2003; 92:393-99. (Nivel 1.)

19. Larsson P, Wijkstrom H, Thorstenson A, *et al.* A population-based study of 538 patients with newly detected urinary bladder neoplasms followed during 5 years. Scand J Urol Nephrol 2003; 37:195-201. (Nivel 1.)

20. Kurth KH, Denis L, Bouffioux C, Pavone-Macaluso M, Oosterlink W, *et al.* Factors affecting recurrence and progression in superficial bladder tumours. Eur J Cancer 1995; 31A:1840-46. (Nivel 1.)

21. Klan R, Loy V, Huland H. Residual tumor discovered in routine second TUR in patients with T1 transitional cell carcinoma of the bladder. J Urol 1991; 146:316-18. (Nivel 3.)

22. Herr HW. The value of a second transurethral resection in evaluating patients with bladder tumor. J Urol 1999; 162:74-76. (Nivel 3.)

23. Schwaibold HE, Sivalingam S, May F, *et al.* The value of a second transurethral resection for T1 bladder cancer. BJU Int 2006; 97: 1199-201. (Nivel 3.)

24. Herr HW, Donat SM. A re-staging transurethral resection predicts early progression of superficial bladder cancer. BJU Int 2006; 97:1194-198. (Nivel 3.)

25. Prout GR, Barton BA, Griffin PP, *et al.* Treated history of non-invasive grade 1 transitional cell carcinoma. J Urol 1992; 148: 1413-419. (Nivel 3.)

Capítulo 5

Cáncer de vejiga que no infiltra músculo. Diagnóstico clínico

Síntomas y signos

El 80 % de los pacientes con cáncer de vejiga presentan hematuria macroscópica intermitente e indolora como síntoma primordial. Aproximadamente un 20 % de ellos presentan síntomas irritativos miccionales sugestivos de Tis, habitualmente asociados a hematuria con urocultivo negativo y escasa respuesta a un tratamiento antibioterápico.[1,2] La hematuria macroscópica total obliga en todos los casos a realizar estudios adicionales para descartar una neoplasia urotelial, encontrándose un tumor vesical en alrededor del 20 % de los mismos.[3,4] (Grado de recomendación B.)

En ocasiones, el cáncer vesical se diagnostica durante el estudio llevado a cabo por hematuria microscópica asintomática mediante una tira reactiva *(dipstick)* o un análisis de orina. La tira de orina tiene una sensibilidad alta para la detección de microhematuria (91-100 %), pero su especificidad es menor (65-99 %), ya que la mioglobina, oxidantes como yodopovidona o baja densidad de la orina (menos de 1.007) pueden alterar sus resultados. Por ello, ante una microhematuria en la tira de orina se recomienda una confirmación posterior con análisis del sedimento, reconociéndose como valor umbral más aceptado el de 3 h/campo[5] (Grado de recomendación B). Aunque la prevalencia de la microhematuria asintomática afecta al 20 % en la población general,[6,7] en menos del 5 % de los casos se encuentra un tumor vesical.[3] No obstante, cualquier individuo con microhematuria persistente, clínica irritativa miccional prolongada o con factores de riesgo (mayor de 50 años, fumador, contacto con tóxicos químicos, radioterapia pélvica o terapia con ciclofosfamida) debe someterse a pruebas complementarias, pues en estos segmentos de población la proporción de cáncer de vejiga aumenta de forma considerable[4, 8-11] (Grado de recomendación B).

Se ha planteado llevar a cabo diagnóstico precoz de tumores vesicales potencialmente letales por medio de la detección de microhematuria en pacientes asintomáticos. Adicionalmente, existen otras pruebas de diagnóstico urinario con alta sensibilidad que podrían emplearse en el diagnóstico precoz (ver sección *Marcadores tumorales de uso asistencial. Fiabilidad clínica)*. Sin embargo, en la actualidad no se puede recomendar el cribado rutinario en pacientes asintomáticos (Grado de recomendación D). De hecho, sólo una pequeña proporción de los tumores diagnosticados tienden a progresar, existiendo escasa evidencia de que el tratamiento mejore la supervivencia en estos casos. Además, las pruebas empleadas presentan una alta tasa de falsos positivos, lo que supondría llevar a cabo muchos procedimientos invasivos innecesarios.[12] No obstante, efectuar un cribaje poblacional del cáncer vesical en pacientes asintomáticos podría tener valor, aún no claramente definido, en pacientes con factores de riesgo[13] (Grado de recomendación C).

La exploración física del paciente en el que se sospeche la presencia de cáncer vesical debe incluir palpación abdominal e inguinal (detección de adenopatías), tacto rectal o vaginal y palpación de la uretra. Aunque, por lo general, la exploración suele ser inespecífica, debe realizarse para excluir cualquier patología asociada[14] (Grado de recomendación B).

Citología urinaria y marcadores urinarios

La citología urinaria es una prueba obligada en el diagnóstico y en la evaluación del cáncer vesical primario[15] (Grado de recomendación B). También es recomendable llevar a cabo un cultivo de orina para interpretar adecuadamente el resultado de la citología y de otros posibles marcadores tumorales. Resulta evidente que la sensibilidad de la citología en el diagnóstico inicial es escasa (20-76 %) y que está sujeta a variaciones entre citólogos, por lo que su negatividad no excluye la existencia de un tumor vesical. No obstante, la sensibilidad se incrementa de modo notable en la neoplasia de alto grado y Tis. La especificidad global es al contrario muy alta, por lo general, superior al 90 %.[16-19] La sensibilidad puede aumentar recogiendo tres muestras de orina (micción espontánea) o mediante lavado; se aconseja buena hidratación y evitar la primera orina de la mañana. Aunque puede haber hallazgos confusos en caso de procesos benignos concomitantes (litiasis, terapia intravesical...), la citología positiva sin evidencia de neoplasia vesical exofítica aparente obliga a descartar Tis[8] o a buscar un tumor en el tracto urinario superior o en la uretra[15] (Grado de recomendación B).

En los últimos años se han publicado múltiples estudios que buscaban un marcador urinario (ImmunoCyt, Citometría de flujo, FISH, BTAstat, BTAtrak, NMP22, FDP, Telomerasa, análisis de repeticiones de microsatélites, LewisX, CYFRA21-1, UBC, Hialuronidasa...) para el diagnóstico y seguimiento del cáncer de vejiga (ver sección *Marcadores tumorales de uso asistencial. Fiabilidad clínica*). La sensibilidad global de todos ellos es superior a la de la citología (por encima del 65 %), si bien la especificidad es inferior (60-85 %).[15, 20-24] Las evidencias indican que estas pruebas no son suficientemente sensibles, ni solas ni combinadas, para reemplazar a la cistoscopia en el diagnóstico de los tumores primarios. Probablemente, tienen utilidad en el seguimiento y el cribado en individuos con riesgo de padecer cáncer vesical[10, 25, 26] (Grado de recomendación B).

Estudios de imagen

Ecografía abdominal

La ecografía abdominal es una prueba obligada ante la sospecha de padecer cáncer vesical[15] (Grado de recomendación B). Su sensibilidad llega al 100 % en neoplasias mayores de 1 cm, pero disminuye proporcionalmente al tamaño tumoral, llegando al 40 % en tumores menores de 5 mm.[27] Además, permite el diagnóstico de hidronefrosis por obstrucción tumoral y de anomalías asociadas renoureterales, aunque su sensibilidad en el diagnóstico de neoplasias del tracto urinario superior no es alta[3] (Grado de recomendación C).

Urografía endovenosa

A pesar del empleo relativamente frecuente de la urografía endovenosa, la sensibilidad global para detectar tumores de vejiga es baja. Ahora bien, permite diagnosticar lesiones del tracto superior y determinar la existencia de obstrucción y sus características. No existe consenso acerca de su empleo, si bien parece una prueba innecesaria en el diagnóstico inicial del cáncer de vejiga, dada la baja incidencia de hallazgos significativos[15, 28] (Grado de recomendación B). Algunos autores aconsejan su realización en pacientes con tumores vesicales en trígono y múltiples[29] o de alto grado, así como en pacientes muy fumadores o ante reflujo vesicoureteral[30] (Grado de recomendación C).

Otros estudios de imagen

Otros estudios de imagen como tomografía computarizada (TC), resonancia nuclear magnética (RM), gammagrafía ósea o tomografía por positrones (PET) se emplean normalmente en tumores invasivos, para llevar a cabo una estadificación clínica, tanto locorregional como a distancia. El advenimiento de aparatos de TC helicoidal está sustituyendo en cierto modo la práctica de la urografía endovenosa, pues permite una valoración adecuada del tracto superior, así como efectuar reconstrucciones tridimensionales de alta calidad. Recientemente, tanto TC como RM se combinan con PET en la evaluación de neoplasias músculo-infiltrantes para permitir la valoración funcional de imágenes sugestivas de metástasis.

Cistoscopia

La cistoscopia sigue siendo imprescindible en el diagnóstico de un paciente con sospecha de cáncer de vejiga. Puede obviarse cuando las anteriores pruebas obliguen a la realización de una RTU (por la sospecha elevada de tumor vesical) o de una exploración con anestesia con eventual biopsia (por la sospecha de Tis)[10, 15] (Grado de recomendación B). En este sentido, la cistoscopia con agentes fotosensibilizadores (5-ALA, ácido hexaminolevulínico) mejora la detección de pequeñas lesiones papilares (Ta-T1) ocultas y del Tis. La cistoscopia con luz azul tras instilación de ácido hexaminolevulínico es un procedimiento de reciente introducción clínica. Puede asociarse a la RTU, lo que le confiere un importante potencial de aplicación en la evaluación y el tratamiento integral del Tis, así como en la disminución del riesgo de dejar lesiones residuales tras la RTU[15] (Grado de recomendación B).

BIBLIOGRAFÍA

1. Cummings KB, Barone JG, Ward WS. Diagnosis and staging of bladder cancer. Urol Clin North Am 1992; 3:455-65. (Nivel 3.)

2. Chopin DK, Gattegno B. Superficial bladder tumors. Eur Urol. 2002; 42:533-41. (Nivel 3.)

3. Khadra MH, Pickard RS, Charlton M, *et al.* A prospective analysis of 1.930 patients with hematuria to evaluate current diagnostic practice. J Urol. 2000; 163:524-27. (Nivel 3.)

4. Sultana SR, Goodman CM, Byrne DJ, *et al.* Microscopic haematuria: urological investigation using a standard protocol. Br J Urol. 1996; 78:691-96. (Nivel 3.)

5. Grossfeld GD, Litwin MS, Wolf JS Jr, *et al.* Evaluation of asymptomatic microscopic hematuria in adults: the American Urological Association best practice policy-part1: Definition, detection, prevalence, and etiology. Urology. 2001; 57:599-603. (Nivel 3.)

6. Britton JP, Dowell AC, Whelan P, *et al.* A community study of bladder cancer screening by the detection of occult urinary bleeding. J Urol. 1992; 148:788-90. (Nivel 2.)

7. Golin AL, Howard RS. Asymptomatic microscopic hematuria. J Urol. 1980; 124:389-91. (Nivel 3.)

8. Grossfeld GD, Litwin MS, Wolf JS Jr, *et al.* Evaluation of asymptomatic microscopic hematuria in adults: the American Urological Association best practice policy-part 2: patient evaluation, cytology, voided markers, imaging, cystoscopy, nephrology evaluation, and follow-up. Urology. 2001; 57:604-10. (Nivel 3.)

9. Mariani AJ, Mariani MC, Macchioni C, *et al.* The significance of adult hematuria: 1.000 hematuria evaluations including a risk-benefit and cost-effectiveness analysis. J Urol 1989;141:350-55. (Nivel 3.)

10. Messing EM, Young TB, Hunt VB, *et al.* Home screening for hematuria: results of a multiclinic study. J Urol. 1992; 148:289-92. (Nivel 3.)

11. Mohr DN, Offord KP, Owen RA, Melton LI. Asymptomatic microhematuria and urologic disease. A population based study. JAMA 1986; 78:691-98. (Nivel 3.)

12. U.S. Preventive Services Task Force (USP-STF). Screening for bladder cancer in adults: recommendation statement. Rockville (MD): Agency for Healthcare Research and Quality (AHRQ); 2004. (Nivel 1.)

13. Logsetty S. Screening for bladder cancer. New grades for recommendations from the Canadian Task Force on the Periodic Health Examination. Canadian Guide to Clinical Preventive Health Care. Canadian Task Force on Preventive Health Care CMAJ, 2003: 169 (3). (Nivel 1.)

14. Van der Meijden AP, Sylvester R, Oosterlinck W, *et al.* for the EAU Working Party on Non Muscle Invasive Bladder Cancer. EAU guidelines on the diagnosis and treatment of urothelial carcinoma in situ. Eur Urol. 2005; 48:363-71. (Nivel 1.)

15. Oosterlinck W, Lobel B, Jakse G, *et al.* European Association of Urology (EAU) Working Group on Oncological Urology. Guidelines on bladder cancer. Eur Urol. 2002; 41: 105-12. (Nivel 1.)

16. Badalament RA, Kimmel M, Gay H, *et al.* The sensitivity of flow cytometry compared with conventional cytology in the detection of superficial bladder carcinoma. Cancer. 1987; 59:2078-85. (Nivel 3.)

17. Grossfeld GD, Carroll PR. Evaluation of asymptomatic microscopic hematuria. Urol Clin North Am. 1998; 25:661-76. (Nivel 3.)

18. Lotan Y, Roehrborn CG. Cost-effectiveness of a modified care protocol substituting bladder tumor markers for cystoscopy for the followup of patients with transitional cell carcinoma of the bladder: a decision analytical approach. J Urol 2002; 167: 75-79. (Nivel 3.)

19. Raitanen MP, Aine R, Rintala E, *et al.* FinnBladder Group. Differences between local and review urinary cytology in diagnosis of bladder cancer. An interobserver multicenter analysis. Eur Urol. 2002; 41:284-89. (Nivel 3.)

20. Konety BR, Getzenberg RH. Urine based markers of urological malignancy. J Urol. 2001; 165:600-11. (Nivel 3.)

21. Landman J, Chang Y, Kavaler E, *et al.* Sensitivity and specificity of NMP-22, telomerase, and BTA in the detection of human bladder cancer. Urology. 1998; 52:398-402. (Nivel 3.)

22. Lokeshwar VB, Soloway MS. Current bladder tumor tests: does their projected utility fulfill clinical necessity? J Urol. 2001; 165: 1067-77. (Nivel 4.)

23. Saad A, Hanbury DC, McNicholas TA, *et al.* A study comparing various non-invasive methods of detecting bladder cancer in urine. BJU Int. 2002; 89:369-73. (Nivel 3.)

24. Van Rhijn BW, van der Poel HG, van der Kwast TH. Urine markers for bladder cancer surveillance: a systematic review. Eur Urol. 2005; 47:736-48. (Nivel 3.)

25. Glas AS, Roos D, Deutekom M, *et al.* Tumor markers in the diagnosis of primary bladder cancer. A systematic review. J Urol. 2003; 169:1975-82. (Nivel 3.)

26. Lokeshwar VB, Habuchi T, Grossman HB, *et al.* Bladder tumor markers beyond cytology: International Consensus Panel on bladder tumor markers. Urology. 2005; 66: 35-63. (Nivel 1.)

27. Malone PR, Weston-Underwood J, Aron PM, *et al.* The use of transabdominal ultra-

sound in the detection of early bladder tumours. Br J Urol. 1986; 58: 520-22. (Nivel 3.)

28. Goessl C, Knispel HH, Miller K, *et al.* Is routine excretory urography necessary at first diagnosis of bladder cancer? J Urol. 1997; 157:480-81. (Nivel 3.)

29. Palou J, Rodríguez-Rubio F, Huguet J, *et al.* Multivariate analysis of clinical parameters of synchronous primary superficial bladder cancer and upper urinary tract tumor. J Urol. 2005; 174:859-61. (Nivel 3.)

30. Schrier BPH, Witjes JA, Narumi Y, *et al.* Imaging in the assessment of urinary bladder carcinoma. En: Textbook of bladder carcinoma. Editado por Lerner SP, Schoenberg MP y Sternberg CN. Taylor & Francis. Thompson Publishing Services; Hampshire (UK), 2006: 191-205. (Nivel 4.)

Capítulo 6

Marcadores tumorales de uso asistencial. Fiabilidad clínica

Estado del arte

Aunque la cistoscopia sigue siendo el *gold standard* para el diagnóstico del cáncer vesical, constituye una prueba invasiva. Con la instrumentación flexible actual se ha convertido en un procedimiento ambulatorio, pero no por ello deja de ser molesto e implicar riesgos como la infección urinaria y la sepsis.[1] Por estas razones, en los últimos años han proliferado los estudios y ensayos en búsqueda de un marcador de cáncer vesical que no fuera invasivo, que tuviera alta sensibilidad y alta especificidad, y que la lectura de su resultado fuese objetiva[2] (Grado de recomendación C).

Hasta el momento la sensibilidad, no así la especificidad, de casi todas las pruebas ensayadas es superior a la citología, que continúa siendo observador dependiente y con alto grado de subjetividad.[3, 4] Por otra parte, los datos de la literatura indican que estas pruebas no son, por el momento a falta de estudios prospectivos y randomizados, suficientemente sensibles, ni solas ni combinadas, para reemplazar a la cistoscopia en el diagnóstico *de novo* de tumor vesical[5, 6] (Grado de recomendación C).

Donde sí se vislumbra una mayor evidencia de que estas pruebas pueden resultar de utilidad para sustituir a la cistoscopia es en el seguimiento de los pacientes tras RTU y también en pacientes con factores de riesgo claramente establecido de tumor vesical; es decir, grandes fumadores y trabajadores con exposición laboral. De todas maneras, no existe hasta el momento ningún estudio publicado en la literatura científica diseñado de forma específica para responder a la pregunta si la cistoscopia puede ser sustituida total o parcialmente en el diagnóstico y seguimiento de los tumores vesicales.

Por lo tanto, si por un lado la citología tiene baja sensibilidad para detectar carcinomas de bajo grado y, por otro, la cistoscopia sigue siendo un procedimiento molesto y con riesgos, es necesario investigar nuevos marcadores para detectar la recidiva tumoral en el seguimiento tras tratamiento endocavitario quimio o inmunoterápico.[7] Se ha seleccionado la bibliografía *on line* en PubMed acerca de los tests urinarios, con las siguientes palabras clave: orina, el nombre del test, vejiga, cáncer, carcinoma urotelial, marcador tumoral y recidiva. No existe ningún trabajo prospectivo publicado en el que se comparen dichas pruebas con la cistoscopia. Se han analizado un total de 16 pruebas en comparación con la citología urinaria. Exponemos en la tabla VI la sensibilidad y especificidad medias de los distintos trabajos analizados para cada marcador.

NMP22

Identifica proteínas de matriz nuclear que intervienen en la replicación del ADN y la síntesis de ARN durante el proceso mitótico. Se detectan muchos falsos positivos, ya que los procesos inflamatorios o infecciosos (cistitis, RTU, piuria y hematuria) dan lecturas parecidas al diagnóstico de cáncer de urotelio. Si bien en un principio la sensibilidad parecía que lo seleccionaría como un test para diagnóstico, la baja especificidad limita su utilización para el seguimiento del cáncer vesical[8, 9] (Grado de recomendación B).

BTA test

El test BTA *(Bladder Test Antigen)* detecta antígenos proteicos de membrana. Es un ensayo de aglutinación. En principio, los ensayos iniciales le concedían una eficacia importante, pero los estudios posteriores le asignan una sensibilidad inferior a la citología y, sobre todo, menor especificidad, especialmente en pacientes con patologías inflamatorias e infecciosas[10] (Grado de recomendación B).

BTA stat

BTA *stat* identifica en la orina las proteínas relacionadas con el factor H del complemento. Es un test cualitativo y parece que sólo las líneas celulares uroteliales lo producen. Comparado con la citología, la sensibilidad referida en la literatura es más alta, en cambio, la especificidad resulta muy inferior. No es útil para el seguimiento de los tumores vesicales[9] (Grado de recomendación B).

BTA trak

BTA *trak* es un test cuantitativo que también detecta las proteínas relacionadas con el factor H del complemento. Los trabajos más recientes parece que le otorgan una mayor sensibilidad y especificidad que el anterior, pero detectan muchas situaciones con falsos positivos, en especial en los procesos inflamatorios e infecciosos, los que se dan siempre en los tratamientos endocavitarios, por ello tampoco lo hace útil en el seguimiento de los tumores vesicales[11, 12] (Grado de recomedación C).

Ensayo FDP

Detecta productos de degradación de la fibrina/fibrinógeno. Se emplea poco y su sensibilidad es superior a la de la citología, pero no así su especificidad. Tiene como ventaja la sencillez del método, la inmediatez de los resultados y el que no se necesita preparación técnica especial. Falla en los tumores de bajo grado, donde se aprecian muchos falsos negativos[13, 14] (Grado de recomendación B).

CYFRA 21-1

Prueba que detecta el fragmento soluble de la citoqueratina 19. Esta citoqueratina, al expresarse tanto en las células vesicales normales como tumorales, obliga a una lectura basada en puntos de corte, lo que explica la amplia oscilación de resultados en la literatura. No suple a la citología[15, 16] (Grado de recomendación B).

Marcador	Sensibilidad (%)	Especificidad (%)
Citología	42	95
NMP22	68	76
BTA *test*	49	85
BTA *stat*	65	74
BTA *trak*	68	73
Ensayo FDP	65	74
CYFRA 21-1	89	75
UBC (CK 18/8)	63	89
Telomerasa	65	93
BCLA-4	96	85
HA-HAase	92	84
Inmunocyt	76	77
Survivin	64	93
FISH	79	83
Microsatélites	82	76
Quanticyt	58	89
CD44	77	97

Tabla VI.
Valores medianos de sensibilidad y especificidad para los test analizados con el 95 %
de confianza en los intervalos, basados en estudios de metaanálisis.

UBC (CK 18/8)

El test UBC *(Urinary Bladder Cancer)* detecta fragmentos de las citoqueratinas 18 y 8 en orina. Aparte de la baja sensibilidad para diagnosticar las recidivas, su principal inconveniente es que las citoqueratinas no son específicas de cáncer urotelial, por lo que puede haber positividades cruzadas[17, 18] (Grado de recomendación B).

Quanticyt

Esta prueba se basa en el análisis cariométrico de las imágenes al microscopio óptico de las células obtenidas de lavado vesical; de esta manera, se analizan la morfología nuclear y el contenido de ADN. Tiene unos buenos índices de sensibilidad y de especificidad, pero el gran inconveniente es que se debe analizar un elevado número de células y éstas no siempre se hallan presentes en la orina, por lo que en muchos casos el test no se considera válido[6, 19] (Grado de recomendación B).

Immunocyt test

Esta prueba consiste en identificar un panel de anticuerpos monoclonales asociados a proteínas de superficie en las células tumorales uroteliales: M344, 19A211 y LDQ10. Se trata de una técnica de análisis inmunofluorescente de la orina emitida. Los resultados ofrecidos en la literatura concluyen que no puede sustituir a la cistoscopia, pero existe discrepancia entre los autores[20, 21] (Grado de recomendación B).

HA-HAase

En realidad, es una combinación de dos tests: el del ácido hialurónico y el de la hialuronidasa. Es una prueba de lectura tipo ELISA. Se interpreta que el test HA positivo sugiere la presencia de cáncer urotelial, con independencia del grado; y en cambio, la positividad de HA-HAase lo relaciona con el potencial maligno de la neoplasia, por lo que las positividades son más altas en tumores G2 y G3. Suelen utilizarse los dos de manera combinada[22] (Grado de recomendación B).

Telomerasa

Identifica la activación de la enzima telomerasa, que está inactiva en las células somáticas maduras y activa en las células neoplásicas, interviniendo en la síntesis de las secuencias teloméricas en tándem TTAGGG del extremo final de los cromosomas. Los resultados extraídos de la literatura son muy diferentes, por lo que no se utiliza como marcador sustitutivo de diagnóstico de tumores *de novo* ni de recidivas[23, 24] (Grado de recomendación B).

BCLA-4

Se trata de un inmunoensayo que requiere el procesado inmediato de la muestra de orina. Detecta la proteína de matriz celular. Hay escasos trabajos referidos a este test. No obtiene mejores resultados que la citología habitual, por lo que su uso no está aceptado[25] (Grado de recomendación C).

CD44

Esta prueba identifica una molécula de adhesión de la superficie celular que no es exclusiva de la célula neoplásica urotelial. Exige un procesado inmediato de las muestras al tener que efectuarse una PCR, y ello es un inconveniente imponderable en no pocas ocasiones. No puede sustituir a la citología ni a la cistoscopia convencional[26] (Grado de recomendación C).

Survivin

Identifica una proteína involucrada en la apoptosis, pero no de manera específica para el cáncer de urotelio, puesto que la expresan numerosos tumores. Los datos de los artículos publicados le conceden una sensibilidad y especificidad, así como valores predictivos positivos y negativos, superiores a las de la citología convencional. No se ha incorporado a la rutina asistencial[27] (Grado de recomendación B).

FISH

La fluorescencia por hibridación *in situ* es un test genético que identifica la presencia de copias de centrómeros de varios cromosomas: 3, 7 y 17, y una alteración puntual en la zona 9p21. La polisomía y la presencia de la alteración 9p21 indican el diagnóstico de cáncer. Es más sensible que la inmensa mayoría de las otras pruebas; además, presenta una característica que puede ser muy interesante: la posibilidad de predicción de recidivas de manera anticipada a la identificación por cualquier otra prueba actual[28, 29] (Grado de recomendación A). Se deben llevar a cabo ensayos clínicos prospectivos para responder a la pregunta de si puede sustituir a la cistoscopia en el seguimiento de las neoplasias[30] (Grado de recomendación B).

Inestabilidad de microsatélites

Esta prueba reúne la detección de varias zonas de pérdidas alélicas frecuentes en el cáncer urotelial (4p, 8p, 9pq, 11p y 17p). Detecta de manera muy específica las lesiones de bajo grado y de manera especial en las recidivas. Se necesitan tecnología y conocimientos elevados de laboratorio con técnicas especiales, pero también tiene la ventaja de que se pueden efectuar estudios de grandes series y multicéntricos. Su uso no está generalizado, pero supera en todos los datos a la citología convencional[31-33] (Grado de recomendación A).

BIBLIOGRAFÍA

1. Lokeshwar VB, Soloway M. Current bladder tumor tests: does their projected utility fulfill clinical necessity? J. Urol. 165:1067-077, 2001. (Nivel 4.)

2. Droller MJ. Editorial: markers in bladder cancer-issues to consider. J. Urol. 160:2009, 1998. (Nivel 4.)

3. Lorenzo Gómez, MF. Papel de los marcadores tumorales en la consulta de urología para el screening, diagnóstico y seguimiento del cáncer de vejiga. Actas Urol. Esp. 27(2): 110-16, 2003. (Nivel 4.)

4. Konety BR, Getzenberg RH. Urine based markers of urological malignancy. J. Urol. 165:600-11, 2001. (Nivel 4.)

5. Quek ML, Sanderson K, Daneshmand S, *et al.* New molecular markers for bladder cancer detection. Curr. Opin Urol. 14:259-64, 2004. (Nivel 4.)

6. Wiener HG, Mian C, Haitel A, *et al.* Can urine bound diagnostic tests replace cystoscopy in the management of bladder cancer? J. Urol. 159:1876-80, 1998. (Nivel 4.)

7. Lotan Y, Roehrborn C. Sensitivity and specificity of commonly available bladder tumor markers versus cytology: results of a comprehensive literature review and meta-analyses. Urology, 61:109-18, 2003. (Nivel 1.)

8. Keese SK, Briggman JV, Thill G, *et al.* Utillization of nuclear matrix proteins for cancer diagnosis. Crit. Rev. Eukaryot Gene. Expr. 6:189-92, 1996. (Nivel 2.)

9. Mian C, Lodde M, Haitel A, *et al.* Comparison of two qualitative assays, the UBC rapid test and the BTA stat test, in the diagnosis of urothelial cell carcinoma of the baldder. Urology 56: 228-31, 2000. (Nivel 2.)

10. Del Nero A, Espósito N, Curro A, *et al.* Evaluation of urinary level of NMP22 as a diagnostic marker for stage pTa-pT1 bladder cancer: comparison with urinary cytology and BTA test. Eur Urol. 35:93-97, 1999. (Nivel 1.)

11. Mahnert B, Kriegmair TM, Martia-schmitt U, *et al.* BTA-TRAK a useful diagnostic tool in urinary bladder cancer? Anticancer Res. 19:2615-18, 1999. (Nivel 4.)

12. Thomas L, Leyh H, Marberger M, *et al.* Multicentre trial of the quantitative BTA TRAK assay in the detection of bladder cancer. Clin Chem. 45: 427-30, 1999. (Nivel 2.)

13. Shmetter BS, Habicht KK, Lamm DL, *et al.* A multicenter trial evaluation of the fibrin/fibrinogen degradation products test for detection and monitoring of bladder cancer. J. Urol. 158:801-03, 1997. (Nivel 2.)

14. Topsakal M, Karadeniz T, Anac M, *et al.* Assesment of fibrin-fibrinogen degradation products (Accu-Dx) test in bladder cancer patients. Eur. Urol. 39:287-91, 2001. (Nivel 2.)

15. Sánchez-Carbayo M, Urrutia M, González de Buitrago JM, *et al.* Utility of serial urinary tumor markers to individualize intervals between cystoscopies in the monitoring of patients with bladder carcinoma. Cancer. 92:2820-28, 2001. (Nivel 2.)

16. Nisman B, Barak V, Shapiro A, *et al.* Evaluation of urine CYFRA 21-1 for the detection of a primary and recurrent bladder carcinoma. Cancer, 94:2914-22, 2002. (Nivel 2.)

17. Boman H, Hedelin H, Holmang S, *et al.* Four bladder tumor markers have a disappointingly low sensitivity for samll size and low grade recurrence. J. Urol. 167:80-83, 2002. (Nivel 3.)

18. Mungan NA, Vriesema JL, Thomas CM, *et al.* Urinary bladder cancer test: a new urinary tumor marker in the follow-up of superficial bladder cancer. Urology, 56:787-92, 2000. (Nivel 3.)

19. Gregoire M, Fradet Y, Meyer F, *et al.* Diagnostic accuracy of urinary cytology, and deoxuribonucleic acid flow cytometry and cytology on bladder washings during follow-up for bladder tumors. J. Urol. 157: 1660-63, 1997. (Nivel 4.)

20. Olsson H, Zackrisson B. ImmunoCyt a useful method in the follow-up protocol for patients with urinary bladder carcinoma. Scand. J. Urol. Nephrol. 35:280-82, 2001. (Nivel 3.)

21. Feil G, Zumbragel A, Paulgen-Nelde HJ, *et al.* Accuracy of the ImmunoCyt assay in the diagnosis of transitional cell carcinoma of the urinary bladder. Anticancer Res. 23:963-67, 2003. (Nivel 3.)

22. Lokeshwar VB, Obek C, Pharm HT, *et al.* Urinary hyaluronic acid and hyaluronidase: markers for bladder cancer detection and evolution of grade. J. Urol. 163:348, 2000. (Nivel 2.)

23. Eissa S, Swellam M, El-Mosallamy H, *et al.* Diagnostic value of urinary molecular markers in bladder cancer. Anticancer Res. 23:4347-43-56, 2003. (Nivel 2.)

24. Erdem E, Dikmen G, Atsu N, *et al.* Telomerase activity in diagnosis of bladder cancer. Sand. J. Urol Nephrol. 37:205-09, 2003. (Nivel 2.)

25. Konety BR, Nguyen TS, Brenes G, *et al.* Clinical usefulness of the novel marker BCLA-4 for the detection of bladder cancer. J. Urol. 164: 634-38, 2000. (Nivel 4.)

26. Miyake H, Hara I, Gohji K, *et al.* Urinary cytology and competitive reverse transcriptase-polimerase chain reaction analysis of a specific CD44 variant to detect and monitor bladder cancer. J. Urol, 160: 2004, 1998. (Nivel 2.)

27. Shariat SF, Casella R, Khoddami SM, *et al.* Urine detection of Suvivin is a sensitive

marker for the non-invasive diagnosis of bladder cancer. J. Urol. 171:626-30, 2004. (Nivel 2.)

28. Placer J, Espinet B, Salido M, *et al.* Clinical utility of a multiprobe FISH assay in voided urine specimens for the detection of bladder cancer and its recurrences, compared with urinary cytology. Eur. Urol. 42:547-52, 2002. (Nivel 2.)

29. Skacel M, Fahmy M, Brainard JA, *et al.* Mutitarget fluorescence in situ hybridization assay detects transitional cell carcinoma in the majority of patients with bladder cancer and typical or negative urine cytology. J. Urol. 169:2101-05, 2003. (Nivel 1.)

30. Van Rhijn BW, van der Poel HG, van der Kwast TH. Urine markers for bladder cancer survillance: a systematic review. Eur. Urol. 47: 736-48, 2005. (Nivel 2.)

31. Amira N, Mourah S, Rozet F, *et al.* Non-invasive molecular detection of bladder cancer recurrence. Int. J. Cancer. 101:293-97, 2002. (Nivel 3.)

32. Van Rhijn BW, Lurkin I, Kirkels WJ, *et al.* Microsatellite analysis-DNA test in urine competes with cystoscopy in follow-up on superficial bladder carcinoma: a phase 2 trial. Cancer. 92:768-75, 2001. (Nivel 1.)

33. Van Rhijn BW, Lurkin I, Chopin DK, *et al.* Combined micosatellite and FGFR3 mutation analysis enables a highly sensitive detection of urothelial cell carcinoma in voided urine. Clin. Cancer. Res. 9:257-76, 2003. (Nivel 2.)

Capítulo 7

Cáncer de vejiga que no infiltra músculo. Primeras maniobras terapéuticas

Resección transuretral (RTU)

La RTU del tumor de vejiga es la primera maniobra terapéutica ante un tumor vesical, y en el caso del cáncer vesical que no infiltra el músculo, generalmente, se trata del procedimiento quirúrgico definitivo. Tiene una doble vertiente: terapéutica y diagnóstica. Permite extirpar el tumor, determinar endoscópicamente el grado de afectación de la pared vesical y proporcionar tejido tumoral suficiente para valorar microscópicamente el tipo histológico, el grado de diferenciación y el estadio tumoral. Esto permitirá, por un lado, valorar la necesidad de tratamiento complementario y, por otro, planear el seguimiento apropiado para cada caso.

La RTU debe realizarse de manera sistemática, resecando inicialmente la parte exofítica, después la base del tumor incluyendo la capa muscular de la vejiga y, finalmente, los bordes de la zona de resección. Debe, asimismo, realizarse un diagrama vesical que refleje las zonas sobre las que se ha intervenido[1, 2] (Grado de recomendación C).

Indicación de biopsias aleatorias

La biopsia aleatoria debe incluir ambas caras laterales, cúpula, fondo, trígono y uretra prostática, así como toda zona sospechosa. Debe realizarse cuando exista citología positiva, zonas sospechosas de Tis o de tumor plano en la cistoscopia y en tumores de alto riesgo[3-6] (Grado de recomendación B).

La utilidad de la biopsia aleatoria en tumores de bajo grado, mucosa sana y citología negativa es baja, por lo que no se recomienda su realización[7-9] (Grado de recomendación B). Ahora bien, el uso de agentes fotosensibilizantes instilados en la vejiga mejora el rendimiento global de las biopsias aleatorias (96 % con luz azul versus 77 % con luz convencional). Esta diferencia es más notoria en los casos con Tis (95 % versus 68 %), pero también es evidente en los tumores Ta-T1 (96 % versus 85 %)[2, 10-12] (Grado de recomendación B).

Repetición de la RTU

En tumores de bajo grado, dada la baja tasa de tumor residual o de lesiones asociadas, no está recomendada la re-RTU[8, 13] (Grado de recomendación B). Ahora bien, debido a la alta tasa de tumor residual que existe tras la RTU de tumores de alto grado (20-30 % para Ta y 33-62 % para T1), la posibilidad de infraestadiaje (4-29 %) y el valor pronóstico que tiene la recidiva a tres meses,[1, 14, 15] se recomienda realizar una segunda RTU evaluativa en tumores de alto grado en los que no se ha podido demostrar la invasión muscular[2, 4, 16] (Grado de recomendación B). Ahora bien, no existe consenso acerca de cuál es el período de tiempo óptimo en el que se debe realizar esta segunda RTU.[9]

Instilación intravesical inmediata

En un intento de reducir las recidivas tras RTU se han realizado numerosos ensayos que investigaban el uso de la instilación intravesical inmediata tras RTU. Sylvester muestra una disminución de la recidiva de un 40 %[17] (Grado de recomendación A). Este efecto sucede tanto en tumores únicos como múltiples, aunque estos últimos tienen mayor riesgo de recidiva, por lo que requerirán tratamiento adicional.

Todos los tumores (bajo, medio y alto grado) deben ser tratados con una instilación de quimioterapia, aunque ningún tipo de quimioterapia se ha mostrado más eficaz, antes de las 24 horas de la RTU[2, 4, 9, 13] (Grado de recomendación A). Dado que se han comunicado complicaciones severas en pacientes con perforación vesical, en estos casos no debe realizarse instilación inmediata[9, 18] (Grado de recomendación C).

BIBLIOGRAFÍA

1. Vögeli TA. The management of superficial transitional cell carcinoma of the bladder: a critical assessment of contemporary concepts and future perspectives. BJU International 2005; 96:1171-76. (Nivel 4.)

2. Nieder Am, Brausi M, Lamm D, *et al*. Management of T1 tumors of the bladder: International consensus panel. Urology 2005; 66 (suppl 6A):108-25. (Nivel 4.)

3. Van der Meijden A, Sylvester R, Oosterlinck W, *et al*. EAU guidelines on the diagnosis and treatment of urothelial carcinoma in situ. Eur Urol 2005; 48:363-71. (Nivel 2.)

4. Sylvester R, Van der Meijden A, Witjes J, *et al*. High grade Ta urothelial carcinoma and carcinoma in situ of the bladder. Urology 2005; 66 (suppl 6A):90-107. (Nivel 2.)

5. Oosterlinck W, Lobel B, Jakse G, *et al*. Guidelines on bladder cancer. Eur Urol 2002; 41:105-12. (Nivel 3.)

6. May F, Treiber U, Hartung R, Schwaibold H. Significance of random biopsies in superficial bladder cancer. Eur Urol 2003; 44:47-50. (Nivel 3.)

7. Fujimoto N, Harada S, Trado M, *et al*. Multiple biopsies of normal looking urothelium in patients with superficial bladder cancer. Are they necessary? Int J Urol 2003; 10: 631-35. (Nivel 2.)

8. Van der Mejiden Ap, Oostelinck W, Brausi M, *et al*. Significance of bladder biopsies in Ta-T1 tumors: a report from EORTC GU Group. Eur Urol 1999; 35:267-71. (Nivel 2.)

9. Oosterlinck W, Van der Mejiden A, Sylvester R, *et al*. Guidelines on TaT1 (Non-muscle invasive) Bladder Cancer. European Association of Urology Update March 2006. (Nivel 2.)

10. Schmidbrauer J, Witjes F, Schmeller N, *et al*. Improved detetion of urothelial carcinoma in situ with hexaminolevulinate fluorescence cystoscopy. J Urol 2004; 171:135-38. (Nivel 3.)

11. Jichlinski P, Guillou L, Karlsen SJ, *et al*. Hexyl aminolevulinate fluorescence cystoscopy: a new diagnostic tool for the photodiagnosis of superficial bladder cancer. A multicenter study. J Urol 2003; 170:226-29. (Nivel 2.)

12. Jocham D, Witjes F, Wagner S, *et al.* Improved detection and treatment of bladder cancer using hexaminolevulinate imaging: a prospective phase 3 multicenter study. J Urol 2005; 174:862-66. (Nivel 2.)

13. Oosterlinck W, Solsona E, Akaza H, *et al.* Low-grade Ta (non-invasive) urothelial carcinoma of the bladder. Urology 2005; 66 (suppl 6A):75-89. (Nivel 2.)

14. Miladi M, Peyromaure M, Zerbib M, *et al.* The value of a second transurethral resection in evaluating patients with bladder tumors. Eur Urol 2003; 4:24-45. (Nivel 1.)

15. Sylvester R, Van der Meijden A, Oosterlinck W, *et al.* Predicting recurrence and progression in individual patients with stage TaT1 bladder cancer using EORTC risk tables. A combined analysis of 2596 patients fron seven EORTC trials. Eur Urol 2006; 49: 466-77. (Nivel 1.)

16. Grimm MO, Steinhoff C, Simón X, *et al.* Effect of routine repeat transurethral resection for superficial bladder cancer: a long term observational study. J Urol 2003; 170:433-37. (Nivel 3.)

17. Sylvester R, Oosterlinck W, Van der Meijden A. A single immediate postoperative instillation of chemotherapy decreases the risk of recurrence in patients with Ta T1 bladder cancer: a meta-analysis of published results of randomized clinical trials. J Urol 2004; 171: 2186-90. (Nivel 1.)

18. Oddens JR, Van der meijden A, Sylvester R. One immediate postoperative instillation of chemotherapy in low Ta, T1 bladder cancer patients. Is it always safe? Eur Urol 2004; 46:336-38. (Nivel 3.)

Capítulo 8

Cáncer de vejiga que no infiltra músculo. Tratamiento de los tumores de bajo riesgo

Definición

Entre los pacientes que presentan tumores vesicales no infiltrantes de la capa muscular, se consideran un grupo de bajo riesgo aquéllos con tumores vesicales únicos, TaG1, ≤ 3 cm de diámetro (ver sección *Cáncer de vejiga que no infiltra músculo. Definición de grupos de riesgo*).[1] Los tumores vesicales no infiltrantes del músculo representan el 75 % del conjunto de los tumores vesicales. La mitad de ellos corresponden a la categoría Ta y, de ellos, el 70 % son de bajo grado.[2] Al considerar grupos de riesgo, en la serie de Millan *et al.* el grupo de bajo riesgo significó el 11,5 % de la serie global de tumores primarios.[3] Sin embargo, en otros ámbitos geográficos este grupo de tumores alcanza casi el 50 % de los tumores vesicales debido a las diferencias demográficas que existen entre los distintos países europeos.

Este grupo se caracteriza por una tasa de recidiva del 30-35 % y por una baja tasa de progresión próxima al 3 % (0-7 %).[3, 4] Se trata, por tanto, de un grupo de buen comportamiento biológico que no amenaza la vida del paciente, por lo que el objetivo terapéutico fundamental en este supuesto será disminuir la tasa de recidivas sin sobretratar al paciente, intentando evitar en lo posible los efectos secundarios de los tratamientos adyuvantes a la RTU.

En caso de recidiva durante el seguimiento, la mejor opción terapéutica no está definida con claridad. Herr, basándose en un estudio retrospectivo,[5] realiza de forma prospectiva una electrofulguración en 103 de 267 pacientes con recidiva de tumores TaG1, menores de 5 mm, citología negativa y apariencia endoscópica de ser un TaG1 sin que observe un incremento del riesgo de progresión.[6] En suma, la electrofulguración parece una opción terapéutica válida en pacientes seleccionados, representa además un ahorro económico y un mayor confort para el paciente (Grado de recomendación B).

Por otra parte, en pacientes solamente seguidos, Soloway *et al.*[7] detectan una tasa de crecimiento de 1,77 mm por mes. De ellos, sólo tres pacientes incrementaron el grado o el estadio al ser tratados posteriormente con RTU, lo cual significa que un retraso en el tratamiento definitivo no amenaza su pronóstico clínico (Grado de recomendación B).

Recomendaciones terapéuticas

El tumor residual está relacionado con la calidad de la RTU,[8] pero también con el número de tumores, el grado y el estadio de los mismos.[9] En dos estudios aleatorios que incluyen pacientes considerados clínicamente de bajo riesgo, comparan una dosis única de un quimioterápico y sólo observación, la tasa de recidiva en la primera cistoscopia fue del 3 y 7 %, respectivamente,[10, 11] lo que sugiere que el tumor residual en este grupo de pacientes es irrelevante, por lo que la re-RTU a las cuatro-seis semanas es innecesaria (Grado de recomendación A).

En pacientes de bajo riesgo, tradicionalmente el tratamiento adyuvante más común tras la RTU ha sido la simple observación o la administración de quimioterapia intravesical. Con la observación, la tasa de recidiva intravesical se cifra en cerca de un 40 %, lo que significa que un porcentaje importante de pacientes van a sufrir una o varias RTUs con el consiguiente requerimiento anestésico, de hospitalización, coste económico y la yatrogenia propia de esta cirugía.[3, 10, 11] Está demostrado que la quimioterapia intravesical reduce significativamente la tasa de recidivas (Grado de recomendación A), pero va a significar un sobretratamiento en un porcentaje muy elevado de pacientes con una enfermedad que no amenaza su vida, de acuerdo con la baja tasa de progresión.[3, 10, 11] La toxicidad local y sistémica de la quimioterapia puede causar un impacto negativo en la calidad de vida de estos pacientes e implica un elevado coste económico.

Instilación de dosis única

Entre ambas alternativas terapéuticas existe otra, la administración de una dosis única inmediatamente posterior a la RTU. En estudios en fase 2, una instilación de una dosis única de un quimioterápico a las pocas horas de la RTU reduce la tasa de recidiva entre un 20 y un 40 %[12-15] (Grado de recomendación A).

Estos resultados preliminares permitieron el desarrollo de estudios aleatorios en fase 3 para demostrar la eficacia de esta alternativa terapéutica. El Medical Research Council llevó a cabo un estudio aleatorio comparando una instilación única de *Thiotepa*, esta instilación seguida de instilaciones trimestrales durante un año y RTU sola. No se encontraron diferencias significativas entre las tres ramas.[16] Posteriormente, la EORTC, en pacientes con criterios clínicos de bajo riesgo, condujo un estudio aleatorio comparando una dosis única de epirrubicina administrada durante las seis horas posteriores a la RTU y la instilación de agua como placebo, con un seguimiento medio de dos años, que demostró una reducción significativa de la tasa de recidiva en el brazo de la epirrubicina.[10] Otros cinco estudios aleatorios comparando una instilación única postoperatoria frente a observación demuestran la eficacia de la instilación única, disminuyendo significativamente la tasa de recidivas al compararla con el grupo de

Autor (año)	Pacientes	Momento	Agente	Porcentaje recidiva	
				Tras dosis única	Grupo control
Oosterlink (93)	399	6 horas	Epirrubicina	28,3 %	37,5 %
Tolley (96)	306	24 horas	Mitomicina C	48,3 %	59,8 %
Ali-El-Dein (97)	109	Inmediata	Epirrubicina	23,6 %	51,8 %
Solsona (99)	131	6 horas	Mitomicina C	40,3 %	54,6 %
Rajala (02)	134	Inmediata	Epirrubicina	45,5 %	72,7 %
Okamura (02)	160	6 horas	Pirarrubicina	25,9 %	43 %
Total	1.239			35,7 %	50,5 %

Tabla VII.
Estudios aleatorios con significación estadística entre una dosis única postoperatoria y grupo control en el tratamiento de tumores vesicales de bajo riesgo.

control en un porcentaje de un 15 % (tabla VII). En los estudios aleatorios se han utilizado diferentes agentes quimioterápicos, observando una eficacia similar con todos ellos a excepción de la *Thiotepa*. Sin embargo, en dos estudios que utilizan 60 y 90 mg, respectivamente, como dosis de instilación de este fármaco también disminuyeron el porcentaje de recidiva en la significación estadística, aunque se trata de una dosis superior a la utilizada en el estudio del MRC (30 mg).[13, 17]

Sylvester llevó a cabo un metaanálisis que incluía siete estudios aleatorios, donde participaban 1.476 pacientes. En estos estudios, al menos en un grupo se instila una dosis única de un agente quimioterápico.[18] Con una mediana de seguimiento de 3,4 años, 362 de 748 pacientes observados (48,4 %) tenían recidiva frente a 267 de 728 (36,7 %) tratados con dosis única postoperatoria de un quimioterápico. Esta diferencia significó una disminución del 39 % del riesgo de recidiva (OR = 0,61; p > 0,0001) con la instilación única. Este efecto es observado en tumores únicos (OR = 0,61) y en tumores múltiples (OR = 0,44). No obstante, en estos últimos la tasa de recidiva sigue siendo muy elevada aun recibiendo una instilación única, 65,2 %, porque indicaría que, a pesar de su eficacia, es insuficiente y que en estos casos se necesitan más instilaciones (Grado de recomendación A). En otro estudio aleatorio no incluido en el metaanálisis por recibir más de una instilación, aunque la primera fue administrada de forma precoz, se demuestra que en tumores múltiples la instilación de más de una dosis redujo significativamente el porcentaje de recidivas al compararla con la dosis única[17] (Grado de recomendación B).

Otro aspecto controvertido de la instilación de una dosis única precoz de un quimioterápico es cuándo decidir el momento óptimo de la administración de éste. En general, en los estudios se realiza esta administración durante las seis primeras horas tras la RTU, siendo el período donde se alcanza la comprobada eficacia de esta modalidad terapéutica. En otro estudio aleatorio, Kaasinen *et al.* comprobaron que en los pacientes que violan el protocolo y reciben el quimioterápico después de las primeras 24 horas tras la RTU, la tasa de recidivas fue doble que la de quienes recibieron la instilación en las primeras 24 horas.[19] Aunque el período más adecuado parece abarcar las primeras seis horas, podría alargarse hasta las primeras 24 horas, pero no más allá de este intervalo (Grado de recomendación C).

Mecanismo de acción de la instilación única

Los resultados de las dos series que utilizan la instilación de una dosis única de un quimioterápico a largo plazo[11, 20] concluyen que la eficacia de ésta se concentra en un intervalo corto durante los primeros meses, y no modifica la historia natural del tumor posteriormente. El período crítico de este método se da en el primer año, con una tasa de recidiva del 3,5 % con una dosis única y del 20,3 % en la rama de observación (p < 0,05).[11] Sin embargo, después de los 12 meses la tasa de recidivas de ambas series fueron similares, 36,8 y 32,8 %, respectivamente. De acuerdo con estos datos, se puede especular que el mecanismo de acción de la dosis única de un quimioterápico es la eliminación de las células malignas flotantes tras la RTU, evitando con ello su implantación en la mucosa vesical traumatizada. En modelos animales, este mecanismo se comprueba al evitar la implantación celular en mucosa vesical previamente cauterizada administrando *Thiotepa* intravesical.[21]

Otro mecanismo propuesto es efectuar una quimiorresección por el agente ante un tumor residual, habiéndose descrito la desaparición del 44 % del tumor marcador dejado en la vejiga tras la administración de una dosis única de epirrubicina.[22] Este hecho necesita la posterior confirmación en otras series.

Toxicidad de la instilación única

La tolerancia a la dosis única perioperatoria suele ser excelente y causa unos efectos secundarios mínimos. En la serie de Solsona *et al.* sólo un 3,5 % de pacientes manifestaron clínica de cistitis química de carácter leve, así como reacciones cutáneas leves a la MMC, frente a un 1,5 % en la rama de observación.[11] Estos efectos secundarios mínimos fueron confirmados en el metaanálisis de Sylvester *et al.*[18] No obstante, con carácter puntual se han publicado efectos secundarios graves por pericistitis química al extravasarse el quimioterápico al ambiente perivesical tras perforación de la pared vesical con la RTU.[23] Aunque estas complicaciones son infrecuentes, cuando se sospecha la posibilidad de perforación vesical durante la RTU o cuando persiste una hematuria severa que pueda obstruir el catéter vesical, debe evitarse el administrar una dosis única precoz de un quimioterápico.

BCG en pacientes de bajo riesgo

En general, la función de la BCG en pacientes de bajo riesgo ha sido poco evaluada, ya que no suele usarse en este grupo de pacientes. Sin embargo, en dos metaanálisis que incluyen pacientes de riesgo bajo e intermedio la BCG no fue superior a la MMC.[24, 25] Sólo cuando a la BCG se le asocia un régimen de mantenimiento ésta es superior a la MMC.[25] No obstante, este análisis fue poco riguroso, pues se incluyeron estudios no aleatorios además de observarse otros errores metodológicos. En otro metaanálisis sobre el mismo grupo de pacientes, la BCG sólo fue superior en aquellos pacientes en los que la quimioterapia intravesical había fallado previamente.[26] En consecuencia, en pacientes de bajo riesgo la BCG no parece ser superior a la MMC, pero probablemente podría ser eficaz cuando fracasa la quimioterapia intravesical (Grado de recomendación A).

BIBLIOGRAFÍA

1. Oosterlinck W, Lobel B, Jakse G, *et al.* European Association of Urology (EAU) Working Group on Oncological Urology. Guidelines on bladder cancer. Eur. Urol. 2002; 24:105-12. (Nivel 3.)

2. Holmang S, Andius P, Hedelin H, *et al.* Stage progression in Ta papillary urothelial tumors: relationship to grade, immunohistochemical expression of tumor markers, mitotic frequency and DNA ploidy. J. Urol. 2001; 165:1124-28. (Nivel 3.)

3. Millán F, Chechile J, Salvador J, *et al.* Primary superficial bladder cancer risk groups according to progression, mortality and recurrence. J. Urol. 2000; 164:680-84. (Nivel 3.)

4. Kurth KH, Denis L, Boufioux C, *et al.* Factors affecting recurrence and progression in superficial bladder tumours. Eur. J. Cancer. 1995; 31:1840-46. (Nivel 3.)

5. Herr HW. Outpatient flexible cystoscopy and fulguration of recurrent superficial bladder tumors. J. Urol. 1990; 144:1365-66.

6. Donat SM, North A, Dalbagni G, *et al.* Efficacy of office fulguration for recurrent low grade papillary bladder tumors less tham 0,5 cm. J. Urol. 2004; 171:636-39.

7. Soloway MS, Bruck DS, Kim SS. Expectant management of small recurrent, non-invasive papillary bladder tumors. J. Urol. 2003; 170:438-41.

8. Brausi M, Collette L, Kurth K, *et al.* EORTC Genito-Urinary Tract Cancer Collaborative Group. Variability in the recurrence rate at first follow-up cystoscopy after TUR in stage Ta T1 transitional cell carcinoma of the bladder: a combined analysis of seven EORTC studies. Eur. Urol. 2002; 41:523-31. (Nivel 2.)

9. Miladi M, Peyromaure M, Zerbid M, *et al.* The value of a second transurethral resection in evaluating patients with bladder tumors, Eur. Urol. 2003; 43:241-45. (Nivel 3.)

10. Oosterlinck W, Kurth K, Schröder F, *et al.* for the EORTC-GU Group. A prospective EORTC-GU Group randomized trial comparing transurethral resection followed by a single intravesical instillation of epirubicin or water in single stage Ta, T1 papillary carcinoma of the bladder. J. Urol. 1993; 149:749-52. (Nivel 1.)

11. Solsona E, Iborra I, Ricos J, *et al.* Effectiveness of a single immediate mitomycin C instillation in patients with low risk superficial bladder cancer: short and long-term follow-up. J. Urol. 1999; 161:1120-23. (Nivel 2.)

12. Abrams P, Choa R, Gaches C, *et al.* A controlled trial of single dose intravesical adriamycin in superficial bladder tumors. Br. J. Urol. 1981; 53:585-87. (Nivel 3.)

13. Burnand K, Boyd P, Mayo M, *et al.* Single dose intravesical thiotepa as an adjuvant to cystodiathermy in the treatment of transitional cell bladder carcinoma. Br. J. Urol.1976; 48:55-59. (Nivel 3.)

14. Garrett J, Lewis R, Meehan W, *et al.* Intravesical thiotepa in the immediate post-operative period in patients with recurrent transitional cell carcinoma of the bladder. J. Urol. 1978; 120:410-11. (Nivel 3.)

15. Kurth K, Maksimovic P, Hop W, *et al.* Single dose intravesical epodyl after tur of Ta TCC bladder carcinoma. World. J. Urol. 1983; 1:89-93. (Nivel 3.)

16. Medical Research Council Working Party on Urological Cancer, Subgroup on Superficial Bladder Cancer (1994). The effect of intravesical thiotepa on tumor recurrence after endoscopic treatment of newly diagnosed superficial bladder cancer: a further report with long-term follow up of a Medical Research Council randomized trial. Br. J. Urol. 1994; 73:632-38. (Nivel 2.)

17. Zincke H, Utz D, Taylor W, *et al.* Influence of thiotepa and doxorubicin instillation at time of transurethral surgical treatment of bladder cancer on tumor recurrence: a prospective, randomized, double-blind, controlled trial. J. Urol. 1983; 129: 505-09. (Nivel 2.)

18. Sylvester R, Oosterlinck W, Van der Meijden, A. A single immediate postoperative instillation of chemotherapy decreases the risk of recurrence in patients with stage Ta T1 bladder cancer: a meta-analysis of published results of randomized clinical trials. J. Urol. 2004; 171:2181-85 (Nivel 1.)

19. Kaasinen E, Rintala E, Hellstrom P, *et al.* for the Finn-Bladder Group. Factors explaining recurrence in patients undergoing chemoimmunontherapy regimens for frequently recurring superficial bladder carcinoma. Eur. Urol. 2002; 42: 167-74. (Nivel 3.)

20. Rajala P, Kaasinen E, Raitanem M, *et al.* for the Finn Bladder Group. Perioperative single dose instillation of epirubicin or interferon-alpha after transurethral resecction for the prophylaxis of primary superficial bladder cancer recurrence: a prospetive randomized multicenter study– Finnbladder 3 long-term results. J. Urol. 2002; 168:981-85. (Nivel 1.)

21. Pans JS, Slocum Hk, Rustum YM, *et al.* Inhibition of implantation of murine bladder tumor by thiotepa in cauterized bladder. J. Urol. 1989; 142:1589-93. (Nivel 2.)

22. Masters J, Popert M, Thompson P, *et al.* Intravesical chemotherapy with epirubicin: a dose response study. J. Urol. 1999; 161: 1490-93. (Nivel 3.)

23. Doherty A, Trendell-Smith N, Stirling R, *et al.* Perivesical fat necrosis after adjuvant intravesical chemotherapy. B.J.U. Int. 1999; 83: 420-23. (Nivel 3.)

24. Bölhe A, Jocham D, Bock PR. (2003) Intravesical bacillus Calmette-Guérin versus mitomycin C for superficial bladder cancer: a formal meta-analysis of comparative studies

on recurrence and toxicity. J. Urol. 2003; 169:90-95. (Nivel 1.)

25. Shelley MD, Court JB, Kynaston H, *et al.* Intravesical bacillus Calmette-Guérin in Ta and T1 bladder cancer. Cochrane Database Syst Rv 2003:3, CD03231. (Nivel 1.)

26. Huncharek M, Kupelnick, B. Impact of intravesical chemotherapy versus BCG immunotherapy on recurrence of superficial transitional cell carcinoma of the bladder, metaanalysis reevaluation. Am. J. Clin. Oncol. 2003; 26:402-07. (Nivel 1.)

Capítulo 9

Cáncer de vejiga que no infiltra músculo. Tratamiento de los tumores de riesgo intermedio

Definición

El grupo de riesgo intermedio queda definido por exclusión de los otros dos grupos, el de bajo y alto riesgo. Se trata del grupo más heterogéneo y, actualmente, se halla en transformación, pues algunos patólogos que emplean ya la clasificación de consenso entre la OMS y la International Society of Urological Pathology (OMS/ISUP) han dejado de emplear la terminología «grado 2» de la anterior clasificación citológica de la OMS, y definen ahora los carcinomas papilares como de bajo o de alto grado (ver sección *Anatomía patológica del cáncer de vejiga*). El grupo clásicamente reconocido como de riesgo intermedio está constituido por tumores primarios Ta-T1G2 y tumores TaG1 mayores de 3 cm múltiples o recurrentes (ver sección *Cáncer de vejiga que no infiltra músculo. Definición de grupos de riesgo*). Los tumores TaG2 se encuadran también en este grupo, pero no se basan tanto en el riesgo de progresar como en el elevado riesgo de recurrencia que implican.[1-3]

Las posibilidades de recidiva de estos tumores catalogados como de riesgo intermedio según las tablas derivadas del metaanálisis de Sylvester *et al.* que recoge la experiencia de la EORTC, pueden variar desde un 24 % (21-41 %) en un año hasta el 62 % (42-65 %) a los cinco años.[4] El riesgo de progresión debe tenerse también en cuenta, ya que puede oscilar entre el 1 % (0,4-7 %) en el primer año y el 17 % (5-20 %) a los cinco años.[4]

<table>
<tr><td>

• **Bajo grado en tumor solitario**

Citoscopia flexible y marcador tumoral a los 3 meses.

Cistoscopia (ecografía) y marcador tumoral a los 12 meses.

Ecografía y marcador tumoral anual durante 5 años.

</td></tr>
<tr><td>

• **Bajo grado múltiples o tumores recurrentes**

Citoscopia flexible y citología a los 3 meses.

Citoscopia flexible y citología cada 3 meses durante 1 año.

Citoscopia flexible y citología cada 6 meses durante 5 años.

Cistoscopia flexible y citología anual durante 10 años.

Se puede considerar ecografía y marcadores tumorales (no establecido).

</td></tr>
<tr><td>

• **CIS y tumor de vejiga superficial de alto grado**

Cistoscopia flexible y citología a los 3 meses.

Cistoscopia y citología cada 3 meses durante 2 años.

Cistoscopia flexible y citologia cada 4 meses al tercer año.

Cistoscopia flexible y citología cada 6 meses.

</td></tr>
</table>

Tabla VIII.
Propuesta de seguimiento racional para pacientes con tumor vesical que no infiltra músculo.

Recomendaciones terapéuticas

En la población de pacientes de riesgo intermedio existe una elevada tasa de tumor residual, particularmente en los tumores grandes y multifocales; sin embargo, la práctica de la re-RTU sistemática a las cuatro-seis semanas no parece necesaria, aunque sí es recomedable el empleo de instilación endovesical per-operatoria única para disminuir el riesgo de recidiva precoz[4, 5] (Grado de recomendación A).

El tratamiento basado en la observación exclusivamente no parece recomendable, debido al riesgo señalado de recidiva y progresión a largo plazo.[4, 6] En este sentido, está demostrado que la quimioterapia intravesical reduce de un modo significativo la tasa de recidivas a costa de un impacto negativo en la calidad de vida del paciente, debido a complicaciones derivadas del tratamiento que resulta a todas luces razonable (Grado de recomendación A). El tratamiento profiláctico inmediato prolonga el intervalo libre de enfermedad, pero no ha revelado tener efecto alguno en la tasa de progresión ni en la supervivencia a largo plazo.[6, 7] Ninguna droga única se ha identificado claramente superior al resto. Lo que sí parece evidente es que la instilación precoz (el mismo día de la RTU) o la instilación prolongada (durante un plazo de 12 meses) obtienen mejores resultados que si se lleva a cabo una instilación demorada (una o dos semanas después de la RTU) o a corto plazo (seis meses), respectivamente[8] (Grado de recomendación B).

El tratamiento de los tumores de riesgo intermedio que no se controlan con RTU debido a su multifocalidad y al tamaño de los mismos es, en ocasiones, delicado y difícil. Puede ser necesario llevar a cabo una cistectomía a pesar de que no se confirme la existencia de invasión muscular con intención de conseguir un control local de la enfermedad.[9, 10]

Esquema y duración óptima de la quimioterapia endovesical

Existen docenas de ensayos clínicos que comparan el papel de la quimioterapia intravesical frente al placebo. Los resultados acumulativos muestran una disminución del 15 % a corto plazo (dos años) en la tasa de recurrencia si se emplea quimioterapia adyuvante a la RTU.[11] Ahora bien, ninguno de los agentes estudiados ha resultado superior.

El Medical Research Council realizó un ensayo multicéntrico en el que los pacientes, tras someterse a RTU, fueron randomizados en tres brazos: 1. Control; 2. Instilación de mitomicina C peroperatoria única; 3. Instilación peroperatoria de mitomicina C seguida de instilación cada tres meses durante un año (cinco instilaciones en total). La mitomicina C disminuyó la tasa de recurrencia y aumentó el intervalo libre de recurrencia, tanto empleando una como cinco instilaciones. Sin alcanzar significación, las cinco instilaciones ofrecieron ventaja sobre la instilación única.[12] Se tiende a considerar que la instilación mantenida tiene un efecto protector de la recidiva a largo plazo, pero no existen bases firmes que avalen este sentir general.

BCG en pacientes de riesgo intermedio

La EORTC ha llevado a cabo varios ensayos clínicos que comparan la quimioterapia endovesical con la BCG en las poblaciones de riesgo intermedio.[13, 14] No obstante, estos estudios no han sido específicamente diseñados para la población de riesgo intermedio sino que acumulan pacientes de riesgo intermedio y alto. La evidencia actualmente disponible es que la BCG es superior a la quimioterapia,[14, 15] y que la administración profiláctica de isoniacida durante las instilaciones de BCG no reduce los efectos adversos de este tratamiento[13] (Grado de recomendación A).

Se acepta de manera universal el papel clave que desempeña la BCG en la prevención de la recidiva, e incluso en la progresión del carcinoma urotelial no infiltrante del músculo, sin discusión en la categoría de alto riesgo y optativamente en los tumores de riesgo intermedio[14-17] (Grado de recomendación A). El mecanismo íntimo y definitivo de la BCG es complejo y parcialmente ignorado. Los logros de futuro en esta terapia residirán en la mejora de la eficacia centrada en pacientes no respondedores y en disminuir la incidencia de efectos adversos. En este sentido, algunos estudios avalan la seguridad y eficacia de administrar dosis reducidas de BCG, a la par que confirman la reducción significativa de la frecuencia y severidad de los esfectos adversos a pesar de que se reduzca la dosis dos o tres veces.[17-19] En consecuencia, en pacientes de riesgo intermedio la BCG parece ser superior a la MMC, tanto de manera primaria como en los casos en que ha fracasado la quimioterapia intravesical previa (Grado de recomendación A). Ahora bien, queda por definir cuál es la pauta de dosis y de tiempo óptimo en este grupo de pacientes.

BIBLIOGRAFÍA

1. Prout GR, Barton BA, Griffin PP, *et al.* Treated history of non-invasive grade 1 transitional cell carcinoma. J Urol 1992; 148: 1413-19. (Nivel 3.)

2. Kurth KH, Denis L, Bouffioux C, *et al.* Factors affecting recurrence and progression in superficial bladder tumours. Eur J Cancer 1995; 31A:1840-46. (Nivel 1.)

3. Zieger K, Wolf H, Olsen PR, *et al.* Long-term follow-up of non-invasive bladder tumours (stage Ta): recurrence and progression. BJU Int 2000; 85:824-28. (Nivel 3.)

4. Sylvester RJ, Van der Meijden AP, Oosterlinck W, Witjes JA, Bouffioux C, Denis L, Mewling DWW, Kurth K. Predicting recurrence and progression in individual patients with stage TaT1 bladder cancer using EORTC risk tables: a combined analysis of 2.596 patients from seven EORTC trials. Eur Urol 2006; 49:466-65. (Nivel 1.)

5. Solsona E, Iborra I, Ricos J, *et al.* Effectiveness of a single immediate mitomycin C instillation in patients with low risk superficial bladder cancer: short and long-term follow-up. J. Urol. 1999; 161:1120-23. (Nivel 2.)

6. Oosterlinck W, Kurth K, Schröder F, *et al.* for the EORTC-GU Group. A prospective EORTC-GU Group randomized trial comparing transurethral resection followed by a single intravesical instillation of epirubicin or water in single stage Ta, T1 papillary carcinoma of the bladder. J Urol. 1993; 149:749-52. (Nivel 1.)

7. Millan F, Chechile J, Salvador J, *et al.* Primary superficial bladder cancer risk groups according to progression, mortality and recurrence. J Urol. 2000; 164:680-84. (Nivel 3.)

8. Bouffioux C, Denis L, Ooesterlinck W, *et al.* Adjuvant chemotherapy of recurrent superficial transitional cell carcinoma: results of a EORTC randomized trial comparing intravesical instillation of thiotepa, doxorubicin and cisplatin. J Urol 1992; 148:297-301. (Nivel 1.)

9. Hudson MA. When intravesical measures fail. Indications for cystectomy in superficial disease. Urol Clin North Am 1992; 19:601-09. (Nivel 3.)

10. Amling CL, Thrasher JB, Frazier HA, *et al.* Radical cystectomy for stages Ta, Tis and

T1 transitional cell carcinoma of the bladder. J Urol 1994; 151:31-35. (Nivel 3.)

11. Pawinski A, Silvestre R, Kurth KH, *et al.* A combined analysis of EORTC and MCR randomized clinical trials for the prophylactic treatment of stage Ta, T1 bladder cancer. J Urol 1993; 156:1934-38. (Nivel 2.)

12. Tolley DA, Parmar MK, Grigor KM, *et al.* The effect of intravesical mitomycin C on recurrence of newly diagnosed superficial bladder cancer. A further report with 7 years follow-up. J Urol 1996; 155:1233-38. (Nivel 2.)

13. Vegt PFJ, Debruyne FMV, Van der Meijden APM. Bacillus Calmette-Guérin in superficial bladder cancer: consensus controversies. Eur Urol 1995; 27 (Suppl 1):2-8. (Nivel 3.)

14. Van der Meijden APM, Braussi M, Zambon V, *et al.* Intravesical instillation of epirubicin, bacillus Calmette-Guérin and bacillus Calmette-Guérin plus isoniacid for intermediate and high risk TaT1 papillary carcinoma of the bladder: an EORTC GU-Group randomized phase 3 trial. J Urol 2001; 166:476-81. (Nivel 1.)

15. Sylvester R, Van der Meijden A. La experiencia de la EORTC en el tratamiento endovesical profiláctico de los tumores superficiales. En: Cáncer de vejiga: historia natural, biología y terapéutica, eds. Angulo J y Berenguer A, Luzán, 5, Madrid, 2004.

16. Lamm DL, Bhumenstein BA, Crissman JD, *et al.* Maintenance bacillus Calmette-Guérin immunotherapy for recurrent Ta, T1, and carcinoma in situ of transitional cell carcinoma of the bladder: a randomized Southwest Oncology Group Study. J Urol 2000; 163: 1124-29. (Nivel 1.)

17. Nogueira March JL, Solsona E, Unda M, *et al.* A multicenter and randomized study comparing three intravesical therapies, two with bacillus Calmette-Guérin immunotherapy and one with mitomycin C chemotherapy in medium and low risk superficial bladder cancer. Eur Urol 2001; 39 (Suppl):32. (Nivel 2.)

18. Bassi PF, Nicole P, Spinadin R. Low dose vs standard dose BCG Therapy of superficial bladder cancer. Final results of a phase 3 randomized trial. Eur Urol 1999; 35 (Suppl):38. (Nivel 2.)

19. Martínez-Piñeiro JA, Martínez-Piñeiro L, Solsona E, *et al.* Comparison of a Standard BCG dose (181 mg) versus a three-fold reduced dose (27 mg) in high risk superficial bladder cancer (TiG3, Tis). A CUETO prospective randomized study n. 95012. Eur Urol 2003; 41 (Suppl 2):190. (Nivel 2.)

Capítulo 10

Cáncer de vejiga que no infiltra músculo. Tratamiento de los tumores de alto riesgo (alto grado y CIS)

Definición

La clasificación actual de los tumores vesicales superficiales puede resultar confusa porque algunos patólogos emplean la clasificación de consenso entre la OMS y la International Society of Urological Pathology (OMS/ISUP), que distingue lesiones planas y papilares y establece nuevas categorías dentro de los tumores uroteliales papilares (papiloma, neoplasia urotelial de bajo potencial maligno, carcinoma papilar de bajo grado, y carcinoma papilar de alto grado), basándose en sus características histológicas y citológicas (ver sección *Anatomía patológica del cáncer de vejiga);* sin embargo, el carcinoma papilar de alto grado tiene una equivalencia absoluta con los tumores previamente conocidos como TaG3 o T1G3. Por otro lado, el carcinoma *in situ,* también lesión de alto grado, cumple el requisito de no infiltrar la lámina propia.[1] Pero los tumores papilares de alto grado y el carcinoma *in situ* no sólo comparten criterios diagnósticos y fisiopatogénicos, sino que además tienen muchos puntos terapéuticos en común. Por ello, englobaremos ambos procesos desde la perspectiva terapéutica como tumores de alto grado y carcinoma *in situ* asociado, también denominados tumores de alto riesgo. Los *tumores T1G2 asociados a otros factores de riesgo* como la multiplicidad o la multirrecurrencia también se consideran tumores de alto riesgo (ver sección *Cáncer de vejiga que no infiltra músculo. Definición de grupos de riesgo).*

El tratamiento inicial

El primer paso terapéutico que es imprescindible dar ante un tumor vesical de alto grado es la resección transuretral completa y de calidad. Debe incluir todo el tumor, comenzando por la porción más exofítica y terminando por la base tumoral.[2] La biopsia profunda del tumor debe incluir la capa muscular del detrusor aparentemente sana, de manera que el patólogo pueda dar un diagnóstico fiable de extensión (Grado de recomendación A). Es recomendable remitir también en frasco aparte la porción periférica del tumor, en especial si no se practica mapeo randomizado de manera rutinaria. Esta estrategia permite diagnosticar el carcinoma *in situ* asociado a carcinoma vesical (secundario) (Grado de recomendación B). La biopsia independiente de uretra prostática puede resultar necesaria para evaluar el riesgo inherente a la práctica de un procedimiento de derivación ortotópico en el caso eventual de que fuera precisa la cistectomía (Grado de recomendación B).[3]

La biopsia del tejido circundante al tumor, asociada a la resección de zonas de aspecto endoscópicamente rojizas y a la biopsia de uretra prostática, sustituye a la biopsia vesical randomizada para descartar carcinoma *in situ*. En este sentido, el empleo de la cistoscopia de luz azul puede resultar de gran ayuda, pues aumenta la sensibilidad de la cistoscopia en la detección de las zonas que hay que resecar sospechosas de carcinoma *in situ*, mejorando así la eficacia terapéutica de la exploración con anestesia con resección transuretral.[4] Siempre que sea posible, es recomendable resecar toda la zona con aspecto endoscópico sospechoso de carcinoma *in situ* (Grado de recomendación B).

En ocasiones, resulta necesario practicar la resección transuretral en dos tiempos para conseguir una exéresis macroscópica completa del tumor. Por otro lado, siempre que el patólogo señale en su informe la ausencia de muscular propia evaluable en las muestras remitidas, deberá practicarse una re-RTU en uno o dos meses para evaluar la extensión tumoral de manera fiable (Grado de recomendación A). Sólo entonces será posible establecer también de un modo fiable una decisión terapéutica final.[5]

El tratamiento adyuvante

Se acepta de manera universal que la BCG intravesical es el tratamiento adyuvante estándar para los pacientes con tumores T1G3. Constituye a día de hoy el tratamiento más eficaz para la reducción de recidivas y es, además, el único que ha demostrado proporcionar una disminución o, como poco, un retraso en la aparición de la progresión de la enfermedad.[6]

A pesar de los múltiples esfuerzos destinados a la búsqueda de marcadores clínico-patológicos y moleculares que permitan segregar poblaciones de diferente pronóstico, no existe en la actualidad un marcador de pronóstico universal que señale cuál es el paciente que debe recibir, de entrada, una cistectomía. Entre ellos, el microestadiaje que distingue T1a y T1b es una de las herramientas más útiles, pero no resulta claramente definible en todos los casos.[7] El tamaño tumoral, la presencia de carcinoma *in situ*, la invasión vasculolinfática y, sobre todo, la recurrencia temprana en los primeros meses son también factores clínico-patológicos de peor pronóstico.[8] El acúmulo de factores negativos (tumor de gran tamaño, con infiltración de la submucosa por debajo de la *muscularis mucosae*, carcinoma *in situ* asociado y tumor que persiste en la re-RTU o tumor que recurre de manera excesivamente temprana, en particular si ha recibido previamente BCG) permite identificar a los pacientes con peor pronóstico, que son los candidatos reales a recibir cistectomía radical de entrada, con preservación de la erección y el reservorio vesical ortotópico si el paciente fuera potente de manera basal, se encontrara además motivado para ello y si la biopsia del margen de resección uretral fuese negativa en el momento de la cistectomía.[9]

Por el contrario, para los pacientes en los que se asocian varios factores de buen pronóstico (tumor de pequeño tamaño con infiltración de la submucosa por encima de la *muscularis mucosae*, resecado completamente y sin carcinoma *in situ* asociado), la simple observación puede ser una alternativa a la administración de BCG intravesical (Grado de recomendación C). El valor de la quimioterapia endovesical ha sido muy debatido, pero en términos de progresión tumoral varios metaanálisis han fallado en encontrar ventajas a favor de diversos agentes quimioterápicos (thiotepa, adriamicina, epirrubicina, mitomicina C) instilados intravesicalmente sobre la mera resección transuretral. Asimismo, ha sido difícil obtener evidencias de que la inmunoterapia con BCG intravesical disminuye las recurrencias, y también la progresión tumoral y la mortalidad por esta enfermedad. Mientras que la quimioterapia endovesical disminuye de forma significativa la tasa de recurrencia, al menos durante un período de varios años, la inmunoterapia con BCG, por lo general, proporciona un período libre de enfermedad más prolongado.[10, 11]

Respecto al esquema de instilación de BCG, aunque seis instilaciones semanales supone el régimen más frecuentemente empleado, en la población de alto riesgo de progresión esta pauta resulta subóptima si se compara con una pauta de mantenimiento a largo plazo (Grado de recomendación A). El esquema de mantenimiento más adecuado no se conoce. De los probados hasta hoy, el del grupo SWOG, que implica seis instilaciones semanales seguidas de tres instilaciones semanales a tres y seis meses, y luego cada seis meses durante al menos dos años, parece el más eficaz y mejor tolerado.[12] De hecho, el principal factor para llevar a cabo el mantenimiento a largo plazo de la terapia con BCG es la buena tolerancia de la misma. Los casos que presentan complicaciones y mala tolerancia, evidentemente, no son buenos candidatos a mantenimiento. Tampoco conocemos cuál es la dosis óptima de BCG, aunque sabemos que la reducción a un tercio de dosis es tan eficaz (27 mg) como la dosis que inicialmente fue empleada de manera estándar (81 mg), con la consecuente reducción de toxicidad[13, 14] (Grado de recomendación B).

El tratamiento más eficaz para el carcinoma *in situ* es la instilación mantenida de BCG endovesical, hasta tal punto que esta enfermedad hace décadas era indicación de cistectomía en todos los casos. Hoy en día, son muy pocos los autores que abogan por una cistectomía temprana, gracias a que la BCG consigue una tasa de respuesta completa del 60-80 %, aproximadamente, si se instila de manera mantenida, y del 50 % a BCG sin mantenimiento.[15] En los casos en que la BCG fracasa en controlar la enfermedad, existe una posibilidad de tratamiento de rescate con nueva tanda de BCG endovesical[16] (Grado de recomendación C). En carcinoma *in situ* persistente la cistectomía resulta inevitable para conseguir un control local y para evitar la progresión y la muerte por cáncer.

La erradicación del órgano

La cistectomía o exéresis completa del órgano puede plantearse como tratamiento agresivo de entrada o como terapia de rescate en pacientes que progresan.[17] La supervivencia de estos pacientes con terapia previa fallida es inferior en quienes muestran un infraestadiaje en la pieza, lo que refleja que a veces esta decisión se ha tomado demasiado tarde. En estos casos, es recomendable realizar la cistectomía de la manera más precoz posible para evitar el hallazgo final de enfermedad localmente avanzada o metastásica (Grado de recomendación C).

De hecho, ante la falta de marcadores moleculares o genéticos fiables para predecir el pronóstico de esta enfermedad, el criterio clínico que supone evaluar la respuesta al tratamiento endovesical adyuvante en los primeros meses (antes de seis meses) tras el tratamiento inicial es un buen factor para predecir la progresión.[8] Por ello, a los pacientes con tumores T1G3 que no alcancen una respuesta completa, sobre todo si coexiste afectación prostática reconocida, carcinoma *in situ* o citología repetidamente positiva, puede ofrecérseles una cistectomía precoz, antes incluso de reconocer la existencia de progresión a enfermedad músculo-infiltrante (Grado de recomendación B).

BIBLIOGRAFÍA

1. Epstein JI, Amin MB, Reuter VE, *et al.* The World Health Organization/International Society of Urologic Pathology consensus classification of urothelial (transitional cell) neoplasms of the bladder. Am J Surg Pathol 1998; 12:1435-48. (Nivel 4.)

2. Zoloszy Z. Histopathological «self control» in transurethral resection of bladder tumors. Br J Urol 1991; 67:162-64. (Nivel 3.)

3. Palou J, Baniel J, Klotz L, *et al.* Urothelial Carcinoma of the Prostate. Urology 2007; 69 (Suppl 1A):50-61. (Nivel 4.)

4. Jocham D, Witjes F, Wagner S, Zeylemaker B, Van Moorselaar J, Grima MO, Muschter R, Popken G, Köning F, Knüchel R, Kurth KH. Improved detection and treatment of bladder cancer using hexaminolevulinate imaging: a prospective phase 3 multicenter study. J Urol 2005; 174:862-66. (Nivel 2.)

5. Herr HW. The value of a second transurethral resection in evaluating patients with bladder tumors. J Urol 1999; 162:74-76. (Nivel 2.)

6. Lamm DL. Preventing progression and improving survival with BCG maintenance. Eur Urol 2000; 37(S1):9-15. (Nivel 2.)

7. Angulo JC, López JI, Grignon DJ, *et al.* Muscularis mucosa differentiates two populations with different prognosis in stage T1 bladder cancer. Urology 1995; 45:47-53. (Nivel 3.)

8. Solsona E, Iborra I, Dumont R, Almenar S, *et al.* The 3-month clinical response to intravesical therapy as a predictive factor for progression in patients with high risk superficial bladder cancer. J Urol 2000; 164:685-89. (Nivel 2.)

9. Hautmann RE, Paiss T. Does the option of the ileal neobladder stimulate patient and physician decision toward earlier cystectomy? J Urol 1998; 159:1845-50. (Nivel 3.)

10. Sylvester RJ, Van der Meijden RPM, Lamm DL. Intravesical bacillus Calmette-Guérin reduces the risk of progression in patients with superficial bladder cancer: a meta-analysis of the Publisher results of randomized clinical trials. J Urol 168:1964-70, 2002. (Nivel 1.)

11. Böhle A, Jocham D, Bock PR. Intravesical bacillus Calmette-Guérin versus mitomycin C for superficial bladder cancer: a formal meta-analysis of comparative studies on recurrence and toxicity. J Urol 169:90-99, 2003. (Nivel 1.)

12. Lamm DL, Blumenstein BA, Crissman JD, *et al.* Maintenance bacillus Calmette-Guérin immunotherapy for recurrent Ta, T1 and carcinoma in situ transitional cell carcinoma of the bladder: a randomized Southwest Oncology Group Study. J Urol 2000; 163:1124-29. (Nivel 1.)

13. Martínez-Piñeiro JA, Martínez-Piñeiro L, Solsona E, *et al.* Comparison of a Standard BCG dose (81 mg) versus a three-fold reduced dose (27 mg) in high-risk superficial bladder cancer (TiG3, Tis). A CUETO prospective randomized study n. 95012. Eur Urol 2003; 41 (S2):190. (Nivel 2.)

14. Martínez-Piñeiro JA, Martínez-Piñeiro L, Solsona E, *et al.* Club Urológico Español de Tratamiento Oncológico (CUETO). Has a 3-fold decreased dose of bacillus Calmette-Guérin the same efficacy against recurrences and progression of T1G3 and Tis bladder tumors than the standard dose? Results of a prospective randomized trial. J Urol 2005; 174:1242-47. (Nivel 2.)

15. Merz VW, Marth D, Kraft R, *et al.* Analysis of easy failures after intravesical instillation therapy with bacilli Calmette-Guérin for carcinoma in situ of the bladder. Br J Urol 1995; 75:180-84. (Nivel 2.)

16. Bretton PR, Herr HW, Kimmel M, *et al.* The response of patients with superficial bladder cancer to a second course of intravesical bacillus Calmette-Guérin. J Urol 1990; 143: 710-13. (Nivel 3.)

17. Bianco FJ, Justa D, Grignon DJ, *et al.* Management of clinical T1 bladder transitional cell carcinoma by radical cystectomy. Urol Oncol 22:290-94, 2004. (Nivel 3.)

Capítulo 11

Cáncer de vejiga que no infiltra músculo. Seguimiento

La recurrencia y progresión del carcinoma vesical

El carcinoma urotelial que no infiltra músculo es una enfermedad con posibilidad de recurrencia y progresión y que, por lo tanto, requiere un seguimiento. Al analizar la evolución a largo plazo de la enfermedad tumoral vesical, se observa una recurrencia continua, sin alcanzar un *plateau*. No existe por ello un consenso global respecto al seguimiento óptimo.[1]

La población heterogénea celular con distinta capacidad evolutiva[2] aconseja establecer diferentes grupos de riesgo para llevar a cabo una pauta de seguimiento acorde a dicho riesgo (ver sección *Cáncer de vejiga que no infiltra músculo. Definición de grupos de riesgo)*. Globalmente, la mayoría de las recurrencias se producen en los dos primeros años de la enfermedad y en un 95 % de los casos la recurrencia será del mismo tipo histológico.

Basados en varios factores pronósticos se han desarrollado diferentes grupos de riesgo de recurrencia y progresión, admitidos por la European Association of Urology.[3] Otros autores, como Parmar *et al.*[4] combinan sólo la multiplicidad y la recurrencia a los tres meses y establecen también tres grupos con diferencias evidentes en términos de recurrencia (20, 40 y 90 % al año), con mayor capacidad predictiva para los tumores de bajo grado.

En términos de progresión a enfermedad músculo-infiltrante, en los estudios con largo seguimiento se observa que sólo un 3,3 % de los tumores TaG1 progresan a enfermedad invasiva, mientras que lo hacen hasta un 30 % en los pacientes con infiltración del tejido conectivo subepitelial (T1).[5] Ahora bien, el mayor riesgo de progresión que tienen los tumores de alto grado y con carcinoma *in situ* obliga a estos pacientes a un control incluso mucho más estricto y de por vida.[6-8]

Métodos de seguimiento

Los métodos de seguimiento deben combinar sensibilidad, especificidad, coste y las molestias al paciente. Los urólogos deben combinar las diferentes exploraciones de que disponemos para ofrecer el abordaje óptimo sin poner en peligro el futuro del paciente: cistoscopia, ecografía, citología y marcadores tumorales.

Cistoscopia

La cistoscopia a los tres meses debe realizarse en todos los pacientes (Grado de recomendación A). La presencia de tumor vesical en el primer control puede deberse a una resección incompleta del tumor, a un implante celular, al crecimiento tumoral rápido o a un tumor olvidado o no resecado por completo en la primera RTU.[9, 10] Es frecuente hallar zonas eritematosas después de la BCG a los tres y a los seis meses (65 y 20 %, respectivamente).[11] Salvo que la citología sea positiva, no se debe realizar biopsia.[12] El desarrollo de la cistoscopia flexible ha reducido las molestias en el control ambulatorio de los pacientes con tumor vesical. La cistoscopia con luz azul tras instilación endovesical de hexyl-aminolevulínico aumenta la eficacia de dicha exploración, hecho que tiene una importante repercusión en el seguimiento de estos tumores y en particular del carcinoma *in situ* (Grado de recomendación B).

Ecografía

La ecografía ha sido utilizada en diferentes centros, pero sus ventajas y riesgos no se hallan establecidos. La medida y la localización de las lesiones exofíticas son las variables más importantes que hay que considerar en sus posibilidades diagnósticas.[13, 14] La tasa de detección de recurrencia mediante ultrasonografía transabdominal es del 50-82 %;[15, 16] por lo que esta prueba diagnóstica, evidentemente, resulta útil no para sustituir a la cistoscopia, sino para disminuir la frecuencia de uso de la misma[17] (Grado de recomendación C). De hecho, en un estudio randomizado de 97 pacientes no se evidenciaron diferencias de recurrencia, progresión ni mortalidad por tumor empleando cistoscopia o ecografía en el seguimiento.[18]

Citología

La citología se emplea de manera estándar en el seguimiento de los tumores vesicales debido a su alta especificidad (97-100 %) (Grado de recomendación A). La sensibilidad varía desde el 25 % en tumores de bajo grado hasta el 90-95 % en tumores de alto grado.[19] De hecho, el principal objetivo de la citología es detectar la recurrencia en lesiones de alto grado. Así, una citología negativa no excluye la presencia de una lesión papilar en la vejiga. Por el contrario, una citología positiva, en ausencia de tumor macroscópico, debe alertar al urólogo para descartar una enfermedad extravesical (Grado de recomendación A).

Marcadores tumorales

Globalmente, se ha demostrado una sensibilidad del 50-90 % y una especificidad del 60-90 %.[19] Debido a que la sensibilidad de los marcadores tumorales es mayor que la de la citología en tumores de bajo grado, algunos de estos marcadores podrían ser una buena opción en este grupo de pacientes (ver sección *Marcadores tumorales de uso asistencial. Fiabilidad clínica*). Ahora bien, en la actualidad ningún marcador ha conseguido suplir por completo a la citología, aunque sí podrían usarse de manera conjunta para aumentar la sensibilidad (Grado de recomendación C).

Esquemas de seguimiento

Existen diferentes esquemas de seguimiento, según el grupo de riesgo de recurrencia y progresión. Se revisan a continuación las recomendaciones dictaminadas por algunas asociaciones y después se propone un esquema propio de seguimiento racional que combina las evidencias disponibles. Evidentemente, una vez que un tumor recurrente ha sido resecado el seguimiento se realizará en función del grupo de riesgo del nuevo tumor.

Las recomendaciones de la European Urological Association of Urology[3] se basan en llevar a cabo la primera cistoscopia a los tres meses en todos los casos; no obstante, en las lesiones de alto grado parece razonable practicar una segunda resección a las cuatro-seis semanas, si bien esta práctica no se halla todavía del todo establecida. En los tumores de bajo riesgo la cistoscopia debe repetirse a los 12 meses y luego anualmente durante cinco años. En los tumores de alto riesgo la cistoscopia debe repetirse cada tres meses durante los primeros dos años, cada cuatro meses en el tercer año, cada seis meses después durante cinco años y anualmente de manera indefinida. El grupo de riesgo intermedio se sigue de forma intermedia entre los dos grupos anteriores, durante un plazo de 10 años. El empleo de los marcadores tumorales y de la ecografía no está bien establecido (Grado de recomendación A).

Las recomendaciones del British Medical Research Council Sub-group para el seguimiento del cáncer vesical que no infiltra músculo[35] se basan también en la cistoscopia. La primera exploración se practica a los tres meses en todos los casos. En los tumores de bajo riesgo puede emplearse cistoscopia flexible a los 12 meses y después anualmente. En los tumores de riesgo medio se recomienda cistoscopia flexible cada tres meses el primer año y, si se encuentra libre de enfermedad, cistoscopia flexible en régimen anual. En los tumores de alto riesgo (aproximadamente el 10 % de los casos) se recomienda emplear cistoscopia rígida cada tres meses durante el primer año (Grado de recomendación A).

Teniendo en cuenta las recomendaciones descritas, se propone en nuestro entorno un esquema racional de seguimiento para pacientes con cáncer vesical que no infiltra músculo que considera las utilidades y limitaciones de las diversas pruebas diagnósticas mencionadas, los diferentes grupos de riesgo tumoral y las recomendaciones oficiales presentadas.

En los pacientes con neoplasia urotelial papilar de bajo potencial maligno y carcinoma de bajo grado con primera cistoscopia negativa, parece suficiente efectuar una ecografía anual junto con un marcador tumoral, ya que su sensibilidad es superior a la de la citología, y el riesgo de progresión es mínimo. En relación con la duración del seguimiento, Holmang *et al.* proponen no continuar a los cinco años en los casos de pacientes con tumor solitario de bajo grado sin recidiva.[8] El grupo de riesgo intermedio, globalmente, corresponde a los tumores múltiples o recidivantes de bajo grado, y se debe seguir con cistoscopia y citología.

En realidad, no hay suficientes estudios para demostrar la sustitución con una combinación de cistoscopia y ecografía. En relación con la duración del seguimiento, desde la fecha disponible, parece aconsejable suspender el seguimiento en los tumores TaG1 con ausencia de repetición por encima de cinco años. En todos los otros casos, es aconsejable realizar un seguimiento anual durante diez años o vigilancia indefinida.[20] En el grupo de alto riesgo se aprecia con frecuencia persistencia de la enfermedad con recidivas a largo plazo, por lo que el seguimiento debe hacerse de por vida.[20-22] Los tumores de alto grado y CIS tienen alto riesgo de progresión y, en consecuencia, se aconseja un seguimiento exhaustivo para detectar su recurrencia o progresión lo antes posible[23, 24] (Grado de recomendación A).

Seguimiento de la uretra prostática

El carcinoma urotelial de la próstata puede ocurrir en el 8-48 % de los pacientes.[25-30] Aunque la implicación de la uretra prostática es más común en pacientes con CIS vesical,[25, 27] también existe mayor riesgo en los casos de tumor multifocal y de afectación del cuello de la vejiga.[28, 30-32] Este hecho tiene importantes implicaciones en el seguimiento de los pacientes. De hecho, en la serie de largo seguimiento de Herr y Donat, de los pacientes con cáncer de vejiga que no invade músculo y con CIS asociado que fueron tratados con BCG, el 39 % tuvieron una recaída en la próstata en un plazo de 28 meses. De estas recidivas, el 62 % fueron superficiales y el 38 % con invasión estromal.[31] Solsona *et al.* recomiendan por ello practicar biopsias aleatorias de la uretra prostática, pero sin especificar frecuencia y método[33] (Grado de recomendación C).

Para los pacientes con citología positiva, en ausencia de lesión macroscópicamente visible, es obligatorio evaluar la vejiga y la uretra prostática con múltiples biopsias[33] (Grado de recomendación B). Si la citología positiva aparece en el seguimiento, y no se detecta ningún tumor en la vejiga o en la uretra prostática, se debe evaluar el tramo urinario superior[34] (Grado de recomendación B).

Seguimiento del tracto vesical superior

El seguimiento del tracto urinario superior en los pacientes con carcinoma vesical debe tenerse en cuenta. La urografía intravenosa no es necesaria en el diagnóstico inicial del cáncer de vejiga, dada la baja incidencia de hallazgos significativos (ver sección *Cáncer de vejiga que no infiltra músculo. Diagnóstico clínico)*, pero puede resultar de gran utilidad en el seguimiento de estos pacientes (Grado de recomendación B). Aunque no existe consenso acerca de su empleo óptimo, algunos autores aconsejan su realización en régimen anual o bianual en el seguimiento de tumores vesicales de alto grado, particularmente en los casos con multiplicidad o afectación previa del trígono, y en pacientes muy fumadores o en los que se haya constatado evidencia de reflujo vesicoureteral[35] (Grado de recomendación C). Su empleo de manera rutinaria no parece indicado durante el seguimiento de los pacientes con tumores vesicales de bajo riesgo, debido a la baja tasa de recidiva que éstos presentan en las vías superiores[36] (Grado de recomendación C).

BIBLIOGRAFÍA

1. Wazait HD, Al-Bhueissi SZ, Patel HRH, *et al*. Long-Term Surveillance of Bladder Tumors: Current Practice in the United Kingdom and Ireland. Eur Urol. 2003; 43:485-88. (Nivel 3.)

2. Donat MS. Evaluation and follow-up strategies for superficial bladder cancer. Urol Clin N Am 2003; 30:765-76. (Nivel 3.)

3. Oosterlinck W, Lobel B, Jakse G, *et al*. Guidelines on Bladder Cancer. Eur Urol 2002; 41:105-12. (Nivel 1.)

4. Parmar MKB, Freedman LS, Hargreave TB, *et al*. Prognostic factors for recurrence and follow-up policies in the treatment of superficial bladder cancer. J Urol 1989; 142: 284-88. (Nivel 3.)

5. Heney NM, Ahmed S, Flanagan MJ, *et al*. Superficial bladder cancer: progression and recurrence. J Urol 1983; 130:1083-86. (Nivel 3.)

6. Millán Rodríguez F, Chéchile Toniolo G, Salvador Bayarri J, *et al*. Multivariate analysis of the prognostic factors of primary superficial bladder cancer. J Urol 2000: 163:73-78. (Nivel 3.)

7. Cookson MS, Herr HW, Zhang ZF, *et al*. The treated natural history of high risk superficial bladder cancer: 15 year outcome. J Urol 1997; 158:62-67. (Nivel 3.)

8. Holmäng S, Hedelin H, Anderström C, Johansson SL. The relationship among multiple recurrences, progression and prognosis of patients with stages Ta and T1 transitional cell cancer of the bladder followed for at least 20 years. J Urol 1995; 153:1823-27. (Nivel 3.)

9. Kurth KH, Denis L, Bouffioux CH, *et al*. Factors affecting recurrence and progression in superficial bladder cancer tumors. Eur J Cancer 1995; 31:1840-46. (Nivel 1.)

10. Brausi M, Collette L, Kurth K, *et al*. Variability in the Recurrence Rate at First Follow-up Cystoscopy after TUR in Stage TaT1 Transitional Cell Carcinoma of the bladder: A Combined Analysis of Seven EORTC Studies. Eur. Urol. 2002; 41:523-31. (Nivel 1.)

11. Pieras Ayala E, Palou J, Rodríguez-Villamil L, *et al*. Seguimiento cistoscópico de los tumores vesicales G3T1 iniciales tratados

con BCG. Arch Esp Urol 2001; 54:211-17. (Nivel 3.)

12. Dalbagni G, Rechtschaffen T, Herr HW. Is transurethral biopsy of the bladder necessary after 3 months to evaluate response to bacillus calmette-guérin therapy? J Urol 1999; 162:708-09. (Nivel 3.)

13. Malone PR, Weston-Underwood J, Aron PM, *et al.* The use of transabdominal ultrasound in the detection of early bladder tumors. Br J Urol 1986; 58:520-22. (Nivel 3.)

14. Boccon-Gibod L, Le Portz B, Godefroy D, *et al.* Suprapubic ultrasonography in the follow-up of superficial bladder tumors. Eur Urol 1985; 11:317-19. (Nivel 3.)

15. Davies AH, Cranston D, Meagher T, *et al.* Detection of recurrent bladder tumors by transrectal and abdominal ultrasound compared with cystoscopy. J Urol. 1989; 64:409-11.

16. Granados EA, de la Torre P, Palou J. La ecografía y la cistoscopia: dos medios diagnósticos en el tumor vesical (1.ª parte). Actas Urol Esp 1990; 15:538-42.

17. Vallancien G, Veillon B, Cartón M, *et al.* Can transabdominal ultrasonography of the bladder replace cystoscopy in the follow-up of supeficial bladder tumors? J Urol. 1986; 136: 32-34. (Nivel 3.)

18. Olsen LH, Genster HG. Prolonging follow-up intervals for non-invasive bladder tumors: a randomized controlled trial. Scand J Urol Nephrol Suppl 1995; 172:33-36. (Nivel 2.)

19. Malkowicz SB. Management of Superficial bladder cancer. In Campbell's Urology, edited by PC Walsh, AB Retik, ED Vaughan, AJ Wein, LR Kavoussi, AC Novick, AW Partin, CA Peters. Saunders; Philadelphia, 2002, 8th ed. (Nivel 2.)

20. Thompson RA Jr, Campbell EW Jr, Kramer HC, *et al.* Late invasive recurrence despite long-term surveillance for superficial bladder cancer. J Urol 1993; 149:1010-11. (Nivel 3.)

21. Morris SB, Gordon EM, Shearer RJ, *et al.* Superficial bladder cancer: for how long should a tumor-free patient have check cystoscopies? Br J Urol 1995; 75:193-96. (Nivel 3.)

22. Holmäng S, Johansson SL. Stage TA-T1 Bladder Cancer: The Relationship Between Findings at First Follw-up Cystoscopy and Subsequent Recurrence and Progression. J Urol 2002; 167:1634-37. (Nivel 3.)

23. Millán F, Chéchile G, Salvador J y cols. Multivariate analysis of the prognostic factors of primary superficial bladder cancer. J Urol 2000; 163:73-78. (Nivel 3.)

24. Vicente Rodríguez J, Salvador Bayarri J, Chéchile Toniolo G, *et al.* Tumores vesicales superficiales iniciales: nuestra experiencia. Nuestro criterio. Actas Urol Esp 2000; 24: 522-29. (Nivel 3.)

25. Orihuela E, Herr WH, Whitmore WF. Conservative treatment of superficial transitional cell carcinoma of the prostatic urethra with intravesicla BCG. Urology 1989; 34:231-37. (Nivel 3.)

26. Hillyard RW, Ladaga L, Schellhammer PF. Superficial transitional cell carcinoma of the Bladder associated with mucosal involvement of the prostatic urethra: Results of treatment with Intravesical Bacillus Calmette-Guérin. J Urol, 139:290-93, 1988. (Nivel 3.)

27. Bretton PR, Herr HW, Whitmore WF, *et al.* Intravesical Bacillus Calmette-Guérin Therapy for in situ transitional cell carcinoma involving the prostatic urethra. J Urol, 141:853-56, 1989. (Nivel 3.)

28. Nixon RG, Chang SS, Lafleur BJ, *et al.* Carcinoma in situ and tumor multifocality predict the risk of prostatic urethral involvement at radical cystectomy in ment with transitional cell carcinoma of the bladder. J Urol 2002; 167:502-05. (Nivel 3.)

29. Revelo MP, Cookson MS, Chang SS, *et al.* Incidence and location of prostate and urothelial carcinoma in prostates from cystoprostatectomies: implications for apical sparing surgery. J Urol 2004; 171:646-51. (Nivel 3.)

30. Wood DP, Montie JE, Pontes JE, *et al.* Transitional cell carcinoma of the prostate in cystoprostatectomy specimens removed for bladder cancer. J Urol 1989; 141:346-49. (Nivel 3.)

31. Herr HW, Donat SM. Prostatic tumor relapse in patients with superficial bladder tumors: 15 year outcome. J Urol 1999; 161: 1854-57. (Nivel 3.)

32. Pieras E, Palou J, Rodríguez L, *et al.* Seguimiento cistoscópico de los tumores vesicales G3T1 iniciales tratados con BCG. Arch Esp de Urol 2001; 54:211-17. (Nivel 3.)

33. Solsona E, Iborra I, Ricós JV, *et al.* Recurrence of superficial bladder tumors in prostatic uretra. Eur Urol 1991; 19:89-92. (Nivel 3.)

34. Schwalb DM, Herr HW, Sogani PC, *et al.* Positive urine cytology following complete response to intravesical bacillus Calmette-Guérin therapy: pattern of recurrence. J Urol 1994; 152:382-87. (Nivel 3.)

35. Palou J, Rodríguez-Rubio F, Huguet J, *et al.* Multivariate analysis of clinical parameters of synchronous primary superficial bladder cancer and upper urinary tract tumor. J Urol. 2005; 174:859-61. (Nivel 3.)

36. Oosterlink W, Solsona E, Akaza H, *et al.* Low-grade Ta (non-invasive) urothelial carcinoma of the bladder. Urology 2005; 66 (Suppl 6A):78-89. (Nivel 3.)

Capítulo 12

Cáncer de vejiga que no infiltra músculo. Tratamiento de la recidiva

Eligiendo la mejor opción terapéutica

El tratamiento de las recidivas neoplásicas detectadas seguirá los estándares terapéuticos definidos en cada una de las situaciones anatomoclínicas previamente descritas según grupos de riesgo (ver sección *Cáncer de vejiga que no infiltra músculo. Definición de grupos de riesgo*).

Recidiva como tumor TaG1, único, ≤ 3 cm

El tratamiento inicial para las recidivas de los tumores encuadrados en este grupo es la instilación endovesical de un citostático en las seis horas siguientes a la intervención (mitomicina C, thiotepa, epirrubicina)[1, 2, 3] (Grado de recomendación A). En caso de recidivas con progresión en grado y estadio, el tratamiento es el que se establece en el apartado correspondiente a cada situación.

En casos seleccionados con recidivas ≤ 0,5 cm, de aspecto papilar, con citología negativa, que aparezcan después de los seis meses y ≤ 5 formaciones, la coagulación del tumor, usando un cistoscopio flexible con anestesia local, puede ser eficaz, actualmente con electrofilmación con láser[6] con un impacto económico y de calidad de vida favorables (Grado de recomendación B). El crecimiento medio mensual de estos tumores es de 1,25 mm, lo que en determinados casos puede permitir llevar a cabo una estrategia terapéutica basada en diferir la RTU.[4, 5, 6]

Recidiva como tumor TaG1 multifocal > 3 cm de diámetro, TaG2, T1G1-2

El tratamiento inicial para las recidivas de los tumores encuadrados en este grupo es la instilación endovesical precoz de un agente citostático endovesical (mitomicina C, thiotepa, epirrubicina), que puede completarse con instilación mantenida en régimen anual de un citostático endovesical[7, 8, 10-12] (Grado de recomendación B). Ahora bien, existe evidencia de que un ciclo de inducción de BCG en estos tumores puede ser superior que la quimioterapia con mitomicina C, aumentando también los efectos secundarios[9] (Grado de recomendación A). Por ello, el tratamiento para las recidivas de los tumores encuadrados en este grupo no está bien definido, pero se basa en la instilación endovesical a largo plazo de un agente quimioterápico o en la instilación durante seis semanas de BCG. Queda por investigar el riesgo-beneficio de la terapia de mantenimiento con BCG en esta población de riesgo intermedio.[13-15] En caso de recidivas con progresión en grado y estadio, el tratamiento es el que se establece en el apartado correspondiente.[16, 17] El tratamiento estándar para las recidivas que infiltran la muscular es la cistectomía[10] (Grado de recomendación A).

Recidiva como tumor Ta-T1G3, multifocal y con CIS

En los tumores que tienen alto riesgo de progresar, el tratamiento óptimo con BCG debe basarse en un régimen de inducción asociado a un mantenimiento a largo plazo de tres semanas los meses 3, 6, 12, 18, 24, 30 y 36[11] (Grado de recomendación A). Ahora bien, debe tenerse en cuenta el concepto de refractariedad a BCG, definido como la imposibilidad de conseguir ausencia de tumor durante un período de seis meses después de un primer ciclo de inducción de BCG y terapia de mantenimiento o después de dos ciclos de inducción.[12] Esto significa que se requiere un mínimo de seis meses de tratamiento con BCG para detectar los tumores verdaderamente refractarios a este tratamiento.

Para indicar el tratamiento de las recidivas de los tumores de alto riesgo, debe diferenciarse tumor exofítico Ta-T1G3, generalmente multifocal y multirrecidivado, de CIS recidivado, puesto que existen connotaciones específicas del CIS. A su vez, en los tumores exofíticos de alto riesgo se distinguen tres tipos de recidivas, con significado y posibilidades de tratamiento diferentes: 1. recidivas en los seis primeros meses; 2. recidivas entre seis meses y tres años; 3. recidivas después de tres años.

En caso de recidiva de alto grado en los seis primeros meses, el tratamiento más recomendado es la cistectomía, debido a la elevada posibilidad de progresión que existe. Si la recidiva es de menor grado o estadio, la opción ideal parece ser administrar un segundo ciclo de inducción de BCG y seguir posterior mantenimiento de tres años[13-18] (Grado de recomendación B). Las recidivas que aparecen entre los seis meses y los tres años, es decir, después de recibir uno o dos ciclos de inducción con BCG y que se encuentran recibiendo dosis de mantenimiento, son tumores refractarios al tratamiento con BCG. El tratamiento estándar de tales tumores es también la cistectomía[19] (Grado de recomendación B). Las recidivas que ocurren tres meses después de haber finalizado el tratamiento de mantenimiento se consideran también en el período refractario a BCG, por lo que el tratamiento estándar sigue siendo la cistectomía[19] (Grado de recomendación B). En caso de recidiva superficial más tardía, se reinicia el proceso y se puede optar por RTU con instilación de BCG u otro medicamento o cistectomía, según el caso[16, 17] (Grado de recomendación B).

Recidiva como CIS

En esta situación debe tenerse en cuenta la posibilidad de recidiva (persistencia) del CIS durante el tratamiento e incluso de recidiva extravesical. En caso de respuesta incompleta o recidiva después del segundo ciclo de inducción, se considera que el tumor es refractario al BCG, y el tratamiento estándar es la cistectomía[19] (Grado de recomendación B). En los pacientes en los que no es posible la cistectomía, se pueden considerar la mitomicina C en régimen alternante o los tratamientos alternativos con balrrubicina o terapia fotodinámica[20-22] (Grado de recomendación C).

En caso de una recidiva extravesical del CIS en la uretra prostática, cuando afecta al epitelio uretral propiamente dicho (Tis pu) o al epitelio que recubre los ductus (Tis pd), puede tratarse con RTU de la uretra prostática y BCG de inducción; ahora bien, si la recidiva afecta al estroma prostático el tratamiento es la cistectomía[23, 24] (Grado de recomendación B). Si tiene lugar una recidiva extravesical del CIS en el tracto urinario superior puede emplearse inicialmente la instilación de la unidad renal afectada con BCG o mitomicina C introducida a través de catéter ureteral o de nefrostomía[23, 24] (Nivel 2, Grado de recomendación B).

Bibliografía

1. Oosterlinck W, Solsona E, Akaza H, *et al.* Low-grade Ta (non-invasive) urothelial carcinoma of the bladder. Urology. 2005; 66:75-89. (Nivel 2.)

2. Solsona E, Iborra I, Ricos JV, *et al.* Effectiveness of a single immediate mitomycin C instillation in patients with low risk superficial bladder cancer: short and long-term follow-up. J Urol. 1999; 161: 1120-23. (Nivel 2.)

3. Sylvester RJ, Oosterlinck W, Van der Meijden AP. A single immediate postoperative instillation of chemotherapy decreases the risk of recurrence in patients with stage TaT1 bladder cancer: a meta-analysis of published results of randomized clinical trials. J Urol. 2004; 171:2186-90. (Nivel 1.)

4. Donat SM, North A, Dalbagni G, *et al.* Efficacy of office fulguration for recurrent low grade papillary bladder tumors less than 0,5 cm. J Urol. 2004; 171:636-39. (Nivel 3.)

5. Soloway MS, Bruck DS, Kim SS. Expectant management of small, recurrent, non-invasive papillary bladder tumors. J Urol. 2003; 170: 438-41. (Nivel 3.)

6. Wedderburn AW, Ratan P, Birch BR. A prospective trial of flexible cystodiathermy for recurrent transitional cell carcinoma of the bladder. J Urol. 1999; 161:812-14. (Nivel 3.)

7. Oosterlinck W, Kurth K, Schröder F, *et al.* for the EORTC-GU Group. A prospective EORTC-GU Group randomized trial comparing transurethral resection followed by a single intravesical instillation of epirubicin or water in single stage Ta, T1 papillary carcinoma of the bladder. J Urol. 1993; 149:749-52. (Nivel 1.)

8. Bouffioux C, Denis L, Ooesterlinck W, *et al.* Adjuvant chemotherapy of recurrent superficial transitional cell carcinoma: results of a EORTC randomized trial comparing intravesical instillation of thiotepa, doxorubicin and cisplatin. J Urol 1992; 148:297-301. (Nivel 1.)

9. Nogueira March JL, Solsona E, Unda M, *et al.* A multicenter and randomised study comparing three intravesical therapies, two

with bacillus Calmette-Guérin immunotherapy and one with mitomycin C chemotherapy in medium and low risk superficial bladder cancer. Eur Urol 2001; 39(S): 32 (Abstract 119). (Nivel 2.)

10. Oosterlinck W, Lobel B, Jakse G, *et al.* Guidelines on bladder cancer. Eur Urol. 2002; 41:105-12. (Nivel 1.)

11. Lamm DL, Blumenstein BA, Crissman JD, *et al.* Maintenance bacillus Calmette-Guérin immunotherapy for recurrent TA, T1 and carcinoma in situ transitional cell carcinoma of the bladder: a randomized Southwest Oncology Group Study. J Urol. 2000; 163:1124-29. (Nivel 1.)

12. Herr HW, Dalbagni G. Defining bacillus Calmette-Guérin refractory superficial bladder tumors. J Urol. 2003; 169:1706-08. (Nivel 3.)

13. Bohle A, Jocham D, Bock PR. Intravesical bacillus Calmette-Guérin versus mitomycin C for superficial bladder cancer: a formal meta-analysis of comparative studies on recurrence and toxicity. J Urol 2003; 169:90-95. (Nivel 1.)

14. Herr HW. Tumor progression and survival of patients with high grade, non-invasive papillary (TaG3) bladder tumors: 15-year outcome. J Urol. 2000; 163:60-61. (Nivel 3.)

15. Nieder AM, Brausi M, Lamm D, *et al.* Management of stage T1 tumors of the bladder: International Consensus Panel. Urology 2005; 66 (Suppl 1):108-25. (Nivel 3.)

16. Soloway MS. Optimal management of the T1G3 bladder cancer. Urol Clin North Am 2005; 32:133-45. (Nivel 3.)

17. Sylvester RJ, Van der Meijden A, Witjes JA, *et al.* High-grade Ta urothelial carcinoma and carcinoma in situ of the bladder. Urology. 2005; 66 (Suppl 1):90-107. (Nivel 3.)

18. Sylvester RJ, Van der Meijden AP, Lamm DL. Intravesical bacillus Calmette-Guérin reduces the risk of progression in patients with superficial bladder cancer: a meta-analysis of the published results of randomized clinical trials. J Urol. 2002; 168:1964-70. (Nivel 1.)

19. Witjes JA. Management of BCG Failures in Superficial Bladder Cancer: A Review. Eur Urol 2006; 49:790-97. (Nivel 2.)

20. Berger AP, Steiner H, Stenzl A, *et al.* Photodynamic therapy with intravesical instillation of 5-aminolevulinic acid for patients with recurrent superficial bladder cancer: a single-center study. Urology 2003; 61:338-41. (Nivel 3.)

21. Manyak MJ, Organ K. Photodynamic therapy for refractory superficial bladder cancer: long-term clinical outcomes of single treatment using intravesical diffusion medium. J Endourol. 2003; 17:633-39. (Nivel 3.)

22. Steinberg G, Bahnson R, Brosman S, *et al.* Efficacy and safety of valrubicin for the treatment of Bacillus Calmette-Guérin refractory carcinoma in situ of the bladder. The Valrubicin Study Group. J Urol 2000; 163:761-67. (Nivel 3.)

23. Kurth KH, Schellhammer PF, Okajima E, *et al.* Current methods of assessing and treating carcinoma in situ of the bladder with or without involvement of the prosta-

tic urethra. Int J Urol. 1995; 2 (Suppl 2): 8-22. (Nivel 3.)

24. Van der Meijden AP, Sylvester R, Oosterlinck W, *et al*. EAU Working Party on Non Muscle Invasive Bladder Cancer. EAU guidelines on the diagnosis and treatment of urothelial carcinoma in situ. Eur Urol. 2005; 48:363-71. (Nivel 2).